JN269152

こうすればうまくいく

発達障害の
ペアレント・
トレーニング
実践マニュアル

監修 上林靖子
編集 北道子・河内美恵・藤井和子

中央法規

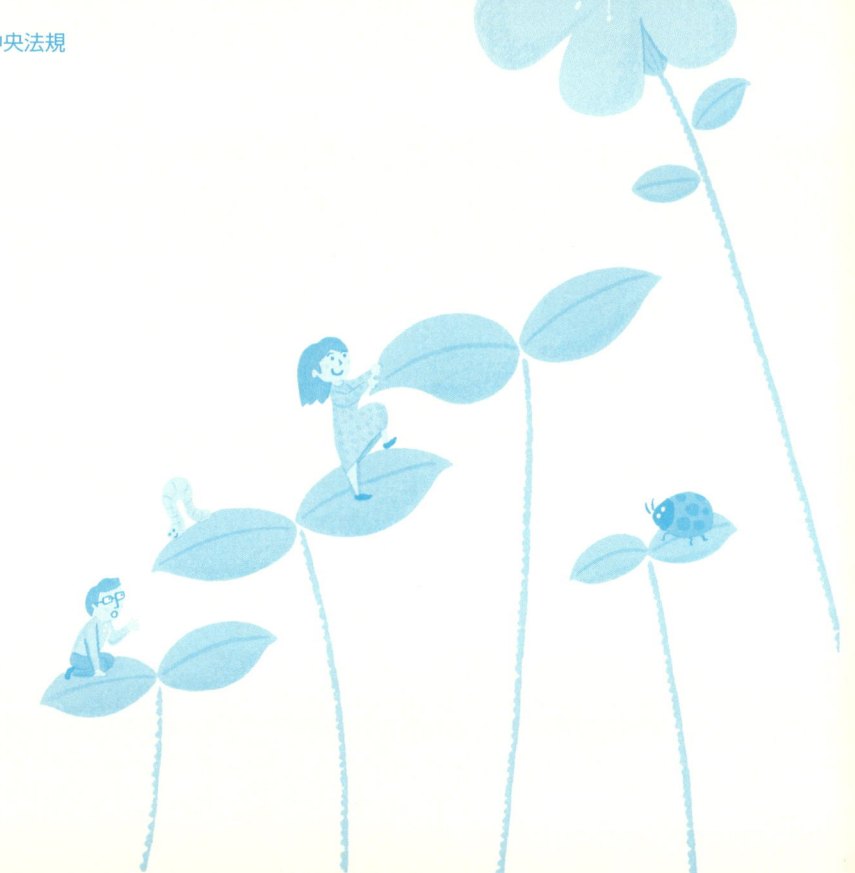

監修者まえがき

　本書は、著者らが以前所属していた国立精神・神経センター精神保健研究所児童・思春期精神保健部におけるペアレント・トレーニング・プログラム開発とその効果に関する臨床的研究をもとに、まとめられた。北道子氏はこの研究チームを率いてこられ、研究所を離れた今も、このプログラムの実践と普及に力を尽くされている。その長年にわたる実践に裏付けられた、わが国では初めての本格的なガイドブックである。

　研究所での第1回ペアレント・トレーニングは、1999年10月に開始された。そのプログラムは、カリフォルニア大学ロサンゼルス校（UCLA）のウィッタム女史（C. Whitham）、マサチューセッツ大学のバークレー博士（R. A. Barkley）のペアレント・トレーニングを下敷きにしながら組み立てられた。その年の5月、両者のセッションを見学・研修する機会が得られ、それがこのプログラムの実施のはずみとなった。これは、当時UCLAに留学中であった岩坂英巳先生（現・奈良教育大学教授）のご尽力によるところが大きかった。マサチューセッツのメディカルセンターのクリニックでは、専門クリニックのあり方の原型を見ることができた。その1年後には、UCLAのプログラムリーダーを勤められているウィッタム女史を研究所に招聘、ご指導を受けることもできた。とりわけ基礎固めの段階でご指導いただいたこれらの方々のことを忘れてはならない。改めて感謝を述べたい。

　本書の特徴は、プログラムの具体的な情報が記されていることである。セッションごとに、配布する資料、前回のふりかえりと宿題の検討、そのセッションのテーマの説明、質疑応答、ロールプレイ、宿題の提示などがその内容となっている。セッションの展開に沿って記載され、リーダー・サブリーダーが途中で必要に応じて確認、参照することができる、利便さがある。

　本書のモデルは、これまで精神保健研究所において発達障害臨床の実践研究として十数次にわたり経験・検討を重ねてきたものである。現在、開発期のスタッフは研究所を離れているが、それぞれ新たな場でペアレント・トレーニングに取り組んでいる。ここには、著者らのこのプログラムの正しい理解と普及への願いが込められている。

　また、プログラムはADHDから出発したものの、参加者の子どもに合わせて若干の改変を加えることで、広汎性発達障害を含む、多様な発達障害の子どもにも役立つものである。本書を手にとってみると気づかれるとおり、このペアレント・トレーニングは、会場になる広さのスペースがあれば、クリニックはもちろん、発達支援センター、教育相談所、児童相談所などどこでも実施できる。

　本書を土台に、ペアレント・トレーニングについての理解が深まり、その成果を共有できることを期待したい。

2009年3月　上林靖子

目次

監修者まえがき
この本の使い方

セッション 0　はじめに ―基本においてほしいこと―
1　このプログラムに関心をもち、
　実施したいと考えておられる専門家の皆さんへ………………1
2　このプログラムの基本的な考え方………………2
3　プログラムの構成………………5
4　グループメンバーの構成………………6
5　事前の準備………………7
6　場面の設定………………7
7　参加者への事前の案内………………8
8　リーダーに求められること………………9
9　サブリーダーの役割………………9

セッション 1　行動を3種類に分ける
1　本日のレジュメの配布………………15
2　はじめに全体の説明………………15
3　メンバーの紹介………………16
4　本日のテーマ「行動を3種類に分ける」………………18
5　質疑応答………………20
6　宿題の説明………………24
レジュメ(例)………………26

セッション 2　肯定的な注目を与える
1　本日のレジュメの配布………………31
2　前回の要点の確認………………31
3　前回の宿題………………32
4　本日のテーマ「肯定的な注目を与える」………………34
5　質疑応答………………38
6　ロールプレイ………………43
7　宿題の説明………………45
8　スペシャルタイム………………45
9　全体を通しての質疑応答………………49
10　宿題の説明………………50
11　前回の宿題の回収………………50
レジュメ(例)………………52

セッション 3　好ましくない行動を減らす①　―上手な無視の仕方―
1　本日のレジュメの配布………………55
2　前回の要点の確認………………55
3　前回の宿題………………56
4　本日のテーマ「上手な無視の仕方」………………58

5　質疑応答…………60
　　　6　ロールプレイ…………63
　　　7　全体を通しての質疑応答…………65
　　　8　宿題の説明…………65
　　　9　前回の宿題の回収…………66
　　　レジュメ（例）…………68

セッション4　好ましくない行動を減らす② ―無視とほめるの組み合わせ―

　　　1　本日のレジュメの配布…………71
　　　2　前回の要点の確認…………71
　　　3　前回の宿題…………72
　　　4　本日のテーマ「無視とほめるの組み合わせ」…………77
　　　5　ロールプレイ…………79
　　　6　アクションプラン…………79
　　　7　全体を通しての質疑応答…………81
　　　8　宿題の説明…………81
　　　9　前回の宿題の回収…………81
　　　レジュメ（例）…………83

セッション5　子どもの協力を増やす方法① ―効果的な指示の出し方①―

　　　1　本日のレジュメの配布…………87
　　　2　前回の要点の確認…………87
　　　3　前回の宿題…………88
　　　4　本日のテーマ「効果的な指示の出し方①」前半…………91
　　　5　質疑応答…………95
　　　6　ロールプレイ…………98
　　　7　本日のテーマ「効果的な指示の出し方①」後半…………100
　　　8　ロールプレイ…………101
　　　9　全体を通しての質疑応答…………101
　　　10　宿題の説明…………102
　　　11　前回の宿題の回収…………102
　　　レジュメ（例）…………104

セッション6　子どもの協力を増やす方法② ―効果的な指示の出し方②―

　　　1　本日のレジュメの配布…………107
　　　2　前回の要点の確認…………107
　　　3　前回の宿題…………108
　　　4　本日のテーマ「効果的な指示の出し方②」…………109
　　　5　質疑応答…………113
　　　6　ロールプレイ…………117
　　　7　全体を通しての質疑応答…………117
　　　8　宿題の説明…………117
　　　9　前回の宿題の回収…………117

　　　　　レジュメ（例）……………119

セッション7　**子どもの協力を増やす方法③** ―よりよい行動のためのチャート（BBC）―
　　1　本日のレジュメの配布……………123
　　2　前回の要点の確認……………123
　　3　前回の宿題……………124
　　4　本日のテーマ「よりよい行動のためのチャート（BBC）」……………125
　　5　質疑応答……………129
　　6　宿題の説明……………131
　　7　前回の宿題の回収……………131
　　　　　レジュメ（例）……………133

セッション8　**制限を設ける**
　　1　本日のレジュメの配布……………137
　　2　前回の要点の確認……………137
　　3　前回の宿題……………138
　　4　本日のテーマ「制限を設ける」……………141
　　5　質疑応答……………147
　　6　宿題の説明……………149
　　7　前回の宿題の回収……………149
　　　　　レジュメ（例）……………151

セッション9　**学校・園との連携**
　　1　本日のレジュメの配布……………155
　　2　前回の要点の確認……………155
　　3　前回の宿題……………156
　　4　質疑応答……………158
　　5　本日のテーマ「学校・園との連携」……………161
　　6　質疑応答……………168
　　7　宿題の説明……………170
　　8　前回の宿題の回収……………170
　　　　　レジュメ（例）……………172

セッション10　**これまでのふりかえり**
　　1　本日のレジュメの配布……………177
　　2　前回の要点の確認……………177
　　3　プログラム全体のふりかえり……………178
　　4　質疑応答……………178
　　5　プログラムを終えての感想……………179
　　6　修了証書の授与……………179

おわりに
監修者略歴・編者略歴・執筆者

この本の使い方

　この本は、専門家の方々がそれぞれの臨床現場でペアレント・トレーニングプログラムを実践する際にマニュアルとして使用していただくことを目的に作成されています。

　基本となる10セッション・1クールの流れに沿って構成されており、セッションごとにそこで扱う内容を実際のプログラムの時間の流れに沿って具体的に解説しています。10回のセッションの前提となる考え方については「セッション0　はじめに―基本においてほしいこと―」として述べています。

　プログラムは、前のセッションで扱った内容の上に次のセッションの内容を積み上げていく「ステップ・バイ・ステップ」方式で作成されています。10セッションの流れは重要ですので、たとえば後半の「制限を設ける」のセッションからプログラムを開始するようなことがないように気をつけてください。くわしくは「セッション0」を参考にしてください。

　各セッションの基本的な流れは以下のとおりです。

1．本日のレジュメの配布
2．前回の要点の確認（初回は、全体の説明）
3．前回の宿題（初回はなし）
4．本日のテーマの解説
5．質疑応答
6．ロールプレイ（必要に応じて）
7．宿題の説明
8．前回の宿題の回収

　グループ運営を開始する前に、リーダー・サブリーダーは本書すべてを読み、プログラム全体の流れを把握しておきましょう。セッション中には保護者からさまざまな質問や発言が出されます。それぞれの子どもの行動やエピソードに対処するための方法が今後どのセッションで扱われるのかをその場で判断し、適切に保護者に伝えることがリーダーには求められます。そうすることによって、保護者は期待感をもってプログラムに取り組み続けることができるのです。

＊記載内容の解説

「セッション開始　0:00　🕛」

　リーダーは、保護者の話に受容的に耳を傾けながらもプログラムを進めていかなければいけません。そのため、実際にグループを運営してみると、時間管理の難しさをしばしば感じます。本書では、プログラム進行上、目安となる時間を「セッション開始　0:00（時計のイラスト）」で示していますので参考にしてください。

Q&A

　保護者からしばしば出される質問や、専門家が感じることの多い疑問をセッションごとにQ&Aの形でまとめています。

　知識をもっているとリーダーはついセッション中にすべてを解説したくなるかもしれません。しかし時間の制約がありますので、1セッションですべてを解説することは難しいでしょう。また、保護者から出された質問に咄嗟にうまく答えられないこともあるかもしれません。しかし、心配する必要はありません。うまく説明できなかった時は、次のセッションの時に補足として解説することができます。セッションは10回あるのですから、1回のセッションですべてを解説し、保護者に完璧に理解してもらおうとする必要はありません。全体を通して保護者がプログラムを理解していけるようサポートしていけばよいのです。

レジュメ(例)

　各セッションの最後に、そのままコピーをして使用できるような簡単なレジュメの例を掲載しています。しかし、実際にグループを運営する際には、リーダーが話を進めやすいよう、基本となる内容は大きく変更せずに、デザインや配置を変えたり、解説や例、イラストを加えるなどしてオリジナルのレジュメを作成することをおすすめします。自ら作成したレジュメを用いたほうが、プログラムを進めやすくなり、きっと使いやすいものになっていることでしょう。

　準備はいいですか？それではプログラムに入っていきましょう！

セッション 0 はじめに
―基本においてほしいこと―

1. このプログラムに関心をもち、実施したいと考えておられる専門家の皆さんへ

　このペアレント・トレーニング・プログラムの基本理論と枠組みは、米国マサチューセッツ大学のバークレー博士（R. A. Barkley）の研究と、カリフォルニア大学ロサンゼルス校（UCLA）でフランク博士（F. Franke）の指導のもと1983年からペアレント・トレーニングを実施しているウィッタム女史（C. Whitham）のプログラムを参考にして国立精神・神経センター精神保健研究所児童・思春期精神保健部のチームによって作成されたものです。日本の家族に適用しやすいように、児童の発達にかかわる相談や療育の機関で実施しやすいようにと意図して作成したプログラムです。

　理論的な背景は行動療法理論に基づく行動修正に置いていますが、子どもの不適切な行動の修正に焦点を当てるというよりは、親が子どものもつ困難さを理解し、親と子がよりよいコミュニケーションで家庭生活がおくれるようになることに主眼を置いています。

　注意欠陥・多動性障害（ADHD）をはじめとした発達障害（高機能自閉症、アスペルガー症候群、学習障害など）をもつ子どもの養育には困難と混乱をきたし、大いなる忍耐を余儀なくされます。疲労困ぱいし、余裕のない険しい緊張関係は悪循環（図1参照）となり、家族にさまざまな情緒や行動上の問題が生じる場合が少なくありません。発達障害をもつ子どもにとってもっとも深刻な影響は、自己肯定感、自己有効感、自尊心を低下させることだといわれています。難しい子育ては親もまた自信を失い、十分に親機能を果たせなくなるという深刻な影響を受けやすいのです。

　このプログラムは、子どもの行動を直すためのものというよりは、親が子どもにわかりやすい具体的で効果的な対応を身につけることで、悪循環を断ち、親と子がともに自己有能感や自尊心を取り戻し、日常生活がより穏やかにおくれるように親をサポートするためのものです。

　このプログラムで学ぶ具体的な対応の仕方は子育ての基本であり、子育てに不安をもつ親への支援としても、また保育・教育の場でも、子どもと大人が肯定的なコミュニケーションで信頼関係をつくるための有用な方法でもあります。

図1　親子の悪循環

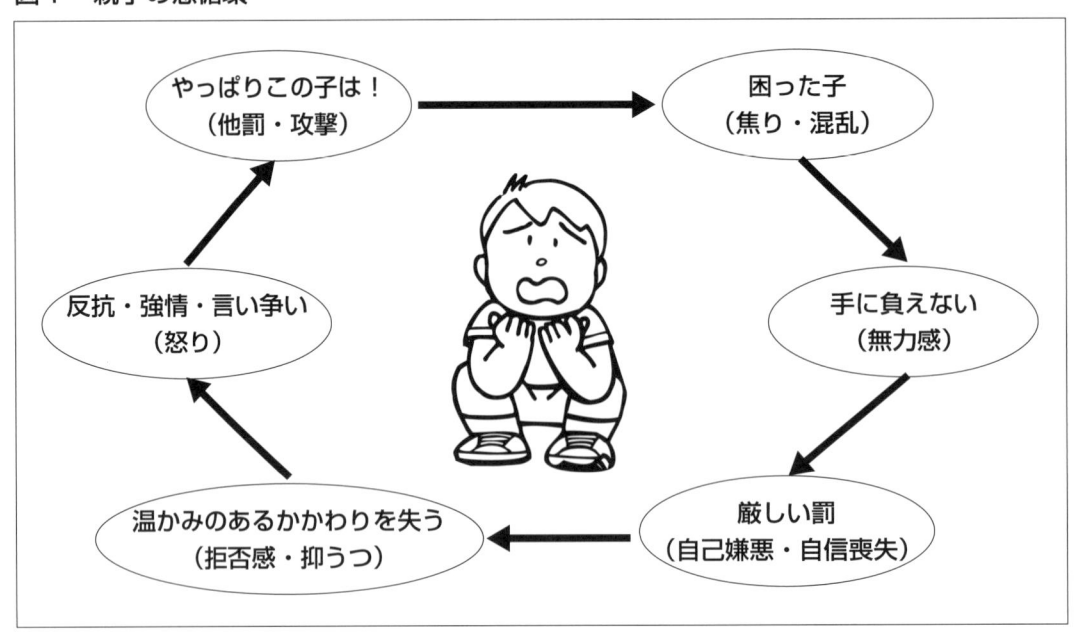

やっぱりこの子は！（他罰・攻撃） → 困った子（焦り・混乱） → 手に負えない（無力感） → 厳しい罰（自己嫌悪・自信喪失） → 温かみのあるかかわりを失う（拒否感・抑うつ） → 反抗・強情・言い争い（怒り） → やっぱりこの子は！

2. このプログラムの基本的な考え方

1　「行動」に焦点を当てる

　「そんなことをするなんて、あなたはなんて悪い子なの！」「本当にだめな子ね！」と親に叱られている子どもをしばしば見かけます。親は「またやった！」「あれほど注意していたのに」などと腹立たしい思いに駆られ、ついついそんな表現を使ってしまうのかもしれません。しかし、このように言われた子どもはどんな風に感じるでしょうか？親が意図しているか否かにかかわらず、「悪い子」「だめな子」というような表現は子どもの人格や性格を否定することにつながりかねません。「自分は悪い子なんだ」「どうせぼくなんてだめなんだ」と感じ、自己評価が下がってくるものです。

　そこで、このプログラムでは、子どもの「行動」に焦点を当てていきます。行動とは「目に見えるもの」「聞こえるもの」「数えられるもの」で、「〜しない（＝do not）」という表現ではなく「〜する（＝do）」で表現できる動詞による内容を指します。行動にのみ注目し、人格や性格にかかわるようなことには触れないことによって、「あなたはとても大切な存在だけど、その行動はよくないわ」というメッセージを送ることができるのです。

2 「注目」のパワーに注目！―肯定的な注目を増やす

　このプログラムは「行動療法」の考え方にのっとっています。ある問題行動（Behavior）が起こったとします。その行動の前にはその引き金となる状況、すなわち「先行状況（Antecedent）」が存在します。そして問題行動の後には、「叱られる」といった「結果（Consequence）」が伴います（図2参照）。

図2　行動のABC

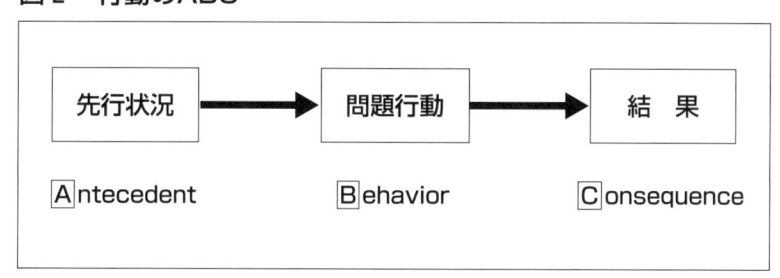

先行状況 → 問題行動 → 結果
Antecedent　　**B**ehavior　　**C**onsequence

　問題行動を減らすためには、まず先行状況を変えることで対処できるものがたくさんあります。たとえば、混雑しているファミリーレストランに子どもとお昼を食べに出かけたとします。かなり前に注文を済ませたのになかなか料理が運ばれてこない、子どもは待つことに飽きてしまい、いすの上で飛び跳ねたり、フロアを走り回ったりして隣の人に迷惑をかけている…。こういったことが事前に予測できる場合、「混んでいるレストランには入らない」「事前に子どもが好きなおもちゃを用意しておく」といった先行状況を変えることで、問題の多くを回避できるかもしれません。

　一方、「結果」を変えることで問題行動を減らしていくこともできるのです。このプログラムではまさにその方法を用いていきます。

　結果を変えるために非常に大きな力を発揮するのが「注目」のパワーです。人は誰でも人から注目されたい、すなわち人からほめられたい、認められたいと思っています。一生懸命おいしいお料理を作った時、仕事をやり遂げた時、「おいしいね」「ありがとう」「よくがんばったね」と声をかけられればうれしいものです。逆に、何の反応もされなかったり、まるで当たり前であるかのようにその努力を無視されたら、悲しくなったり、時には腹が立ったりするのではないでしょうか？大人でも他者からの注目を必要としているのですから、子どもであればなおのことです。そのうえ、大好きなお母さん、お父さんの注目であれば、子どもがほしがって当然でしょう。そんな子どもが必要としているパワフルな「注目」の力を親はもっているのですから、それを使わない手はありません！

　「注目」にはほめる、認める、笑顔を返すといった「肯定的な注目」と、注意する、叱る、怒鳴る、ため息をつくといった「否定的な注目」の2種類があります。子どもが静かに本を読んでいる時、きょうだいと仲良く遊んでいる時、親はそれが続いてくれることを願って声をかけずにそっとしていることがあるかもしれません。声をかけることで中断さ

せたくはないですから。しかし、子どもがドアをバタンと乱暴に閉めたり、きょうだいに意地悪をして泣かせたり、汚いことばを使ったりした時にはどうでしょう？すぐさま飛んでいって叱ったり、罰を与えようとするのではないでしょうか。

　私たちは、好ましい行動をしている時には注目を向けずに、好ましくない行動をしている時には「否定的な注目」を即座に与えている、ということが圧倒的に多いのです。しかし否定的な注目ばかりを与えていると、先のような親子の悪循環が起こり、子どもの行動が修正されないばかりか、親子関係が悪くなってしまうということが起こってきます。さらに、どうしたらほめられるのかがわからない子どもは、時として叱られてでも親の注目を得ようとわざと叱られるようなことをしてしまうため、親の叱るといった否定的な注目が子どもの好ましくない行動を強めている（強化している）、といったことが起こってくるのです。

　しかし、私たちはこのバランスを変えることができるのです。注目のパワーを利用し、子どもが好ましい行動をしている時に肯定的な注目を与えるのです。肯定的な注目を与え続けることによって、子どもの好ましい行動を増やし、好ましくない行動からは注目を取り去ることで不適切な行動を減らしていくことができるのです！

3　具体的で、取り組みやすいやり方を手に入れる

　「子どもをほめるのがよいのはわかっていても、ほめ方がわからない」「うちの子にはほめるところがない」といった声をしばしば耳にします。このプログラムでは、具体的な行動の見方、ほめるコツをはじめ、効果的な指示の出し方や時間管理のチャートなど、子どもの行動を修正するにあたって、親と子が穏やかに、気持ちよく、協力的にできるような具体的な方法を示していきます。

　「プログラムを学ぶ」というと、親がひたすら「忍の一字」で「学ばなければいけない」といったことをイメージする方もいらっしゃるかもしれません。現に、過去このプログラムに参加した保護者から、「『すでにがんばっているのに、さらにがんばってプログラムを学ばねばならないのか』とうんざりした」と初めてペアレント・トレーニングを勧められた時のことを振り返って言われたこともありました。

　しかし、このプログラムに関してはそうではありません！具体的な方法やちょっとしたコツを学ぶことで、楽に、楽しく子育てに取り組める「手抜き子育て術」などと私たちは呼んでいます。「子どもの変化を楽しみつつ、同じような悩みをもつ保護者の方たちと一緒に、ワイワイ、気楽にプログラムを楽しみましょう」といつも保護者の方々にはお伝えしています。

3. プログラムの構成

基本プログラムは10回のセッションから構成されています（表1参照）。

毎回、レジュメを配布し、それに沿って進めていきます。レジュメの例を各セッション末に添付しています。各リーダーが進行しやすいよう、コメントや絵を添えるなど使いやすいように作り変え、オリジナルのレジュメを作成していくのもよいでしょう。

プログラムは前のセッションで学んだことを土台に以降のプログラムを積み上げていく「ステップ・バイ・ステップ」方式を採っています。そのため、可能な限りプログラムを欠席したり遅刻したりしないよう、はじめにアナウンスをしておくことが必要です。

1セッションの時間は、メンバー皆の発言の機会を考えると、5～6名であれば90分ぐらい、2～3名なら60分でも可能です。ただ、話が弾み、保護者から積極的に意見が出るようになると、3名でも90分ぐらいは必要になることもしばしばです。

プログラムを消化しつつ、グループ自体が保護者の精神的支えになっていくためには、セッションの間隔は2週に1回ぐらいが適当なようです。毎週だと出された宿題を実行するチャンスを逃したり、未消化のまま次のセッションを迎えることになりがちです。一方、月1回程度だと間延びしてしまい、宿題や前回の内容を忘れてしまったりすることも多く、グループとしてのまとまりも形成されにくいようです。

表1 プログラムの内容

セッション1	オリエンテーション（目的・グループのすすめ方・他己紹介など） 子どもの行動を3種類に分けてみよう
セッション2	肯定的な注目を与えよう ほめ方のコツ スペシャルタイム
セッション3	好ましくない行動を減らす①－上手な無視の仕方－
セッション4	好ましくない行動を減らす②－無視とほめるの組み合わせ－
セッション5	子どもの協力を増やす方法①－効果的な指示の出し方①－
セッション6	子どもの協力を増やす方法②－効果的な指示の出し方②－
セッション7	子どもの協力を増やす方法③－よりよい行動のためのチャート（BBC）－
セッション8	制限を設ける－警告とペナルティーの与え方－
セッション9	学校・園との連携
セッション10	これまでのふりかえり

4．グループメンバーの構成

　対象は、ことばでの指示が理解できる（ほめられることがわかる）幼児（発達年齢3〜4歳ぐらい）から10歳ぐらいの子どもをもつ保護者です。参加者は圧倒的にお母さんが多いようですが、お父さんがセッション10回を通して参加されることもあります。お母さんとお父さんが同じ考えをもって子どもに接することができるので、ご両親が一緒にプログラムに参加できればなお望ましいでしょう。また、お父さんは女性とは異なった視点でお子さんを見ていることも多く、毎回、お父さんの参加は大歓迎しています。

　1グループの人数は5、6〜8名ぐらいが適当でしょう。あまり人数が多いと、それぞれの発言の機会が少なくなってしまいますし、人数が少なすぎるとグループ・ダイナミクスが生まれにくくなるかもしれません。ただし、リーダーが慣れないうちは2〜4名ぐらいの少ない人数からスタートするのもよいでしょう。

　このプログラムは個人面接の時間を使って行うことも可能です。予定が定期的に取れない場合、あるいは、たくさんの保護者と一緒に参加することが困難であると予想される保護者の場合は個人面接で行うこともあります。しかし、可能であれば、グループで行うほうがより効果的でしょう。個人面接の形をとると、どうしても保護者は自分の話したいことを語りだしてしまったり、面接者もそれをつい聞いてしまう、といった状態に陥りやすく、プログラムを予定通り進めることが困難になりがちです。一方、たくさんの参加者がいると、それぞれの工夫や苦労話がたくさん出てくるため、自然と知恵を出し合ったり、支え合ったりというグループの本来もっている力が加わり、プログラム以上の力を発揮することもしばしばです。

　子どもの特徴はある程度統一しておいたほうが望ましいでしょう。可能な限り、幼児をもつ保護者と小学校高学年の子どもをもつ保護者が同じグループになるというような極端なグループ構成は避け、少なくとも「幼児〜低学年」「低学年〜中学年」といった程度の均質性が保てるようにできるとよいでしょう。また、同じ障害診断を受けている子どもや特徴が似ている子どもをもつ保護者でグループを構成できれば、保護者の悩みや関心が近いためグループの凝集性は高まり、リーダーもグループの進行やグループ運営中の解説がしやすくなります。しかし実際には、各臨床現場で、まったく同じ発達年齢、同じ障害をもつ子どもの保護者だけを集めるということは困難で、大きな発達年齢差や異なった障害をもつ子どもの保護者でグループを作らざるを得ないのが現状のようです。また、年長の子どもをもつ保護者の経験談や助言がほかの保護者に好ましい影響を与えることも少なくありませんし、子どものもっている障害や特徴は違っていても日常生活における難しさや保護者が悩んでいることに共通する部分は多いものです。まずは参加可能な保護者を対象にグループを始めてみてもよいかもしれません。

　また、保護者に顕著な性格の偏りがあったり、心理的情緒的な問題、深刻な夫婦間の問

題などを抱えていると、そのメンバーの情緒的な発言に振り回され、プログラムの進行が妨げられる危険性があります。メンバー構成を考える際、各保護者にとって個人面接かグループか、いずれが適当かの判断を行うことが必要でしょう。

5．事前の準備

　グループを構成する前に、まずは候補者をあげ、事前に子どもに関する情報を把握しておくことが必要です。診断名や問題行動の様相だけでなく、各種心理検査、知能検査、面接などを行うことができれば、さらに具体的な子どもの状態像が把握できてよいでしょう。

　保護者と事前に面接し、リーダー側が提供できる内容を説明すると同時に保護者のニーズ、動機づけの程度、保護者自身の特徴などを理解しておくことは、グループを進めていくうえで有益です。

　しかし、事前にこれらの情報が得られない場合は、1回目のセッション内容である「他己紹介」「行動を3種類に分ける」などを通して、子どもと保護者の特徴を把握するよう努めましょう。そのためにはリーダー・サブリーダーが子どもの発達や障害について十分な知識をもっていること、そして、グループの場で子どもの特徴を理解し、状況を適切に判断していく力が求められます。

6．場面の設定

　プログラムを行う部屋は、広すぎず、狭すぎない部屋がよいでしょう。参加者人数にリーダー・サブリーダーの人数を足した数のいすとホワイトボードを円形に設置し、中心にロールプレイができる程度の空間を確保します（図3参照）。中心の空間には敷物などを敷いておくと、あとあとロールプレイをするときに便利です。荷物置き場を部屋の隅に設置しておくと、後のセッションでロールプレイを行う際、席の周りに自由に動き回れるスペースが確保できてよいでしょう。

　プログラムを実際に進行してみると、時間を常に意識しながら進める必要性を痛感します。リーダー・サブリーダーの目線の先に見やすい時計を設置しておきましょう。保護者の方々と話を進めながらでも視線を動かさずに見える位置に時計を設置することが重要です。わざわざ振り向かないと見えないところに置いたり、視線を動かさないと見えない位置に置くと、リーダーのそのしぐさで保護者の話の腰を折ってしまったり、「これ以上、話してはいけないのかな」と勘違いして保護者が話をやめてしまうかもしれません。時間を意識しながらも、スムーズにプログラムを進行していくために、時計の位置は非常に重

図3　部屋の配置図

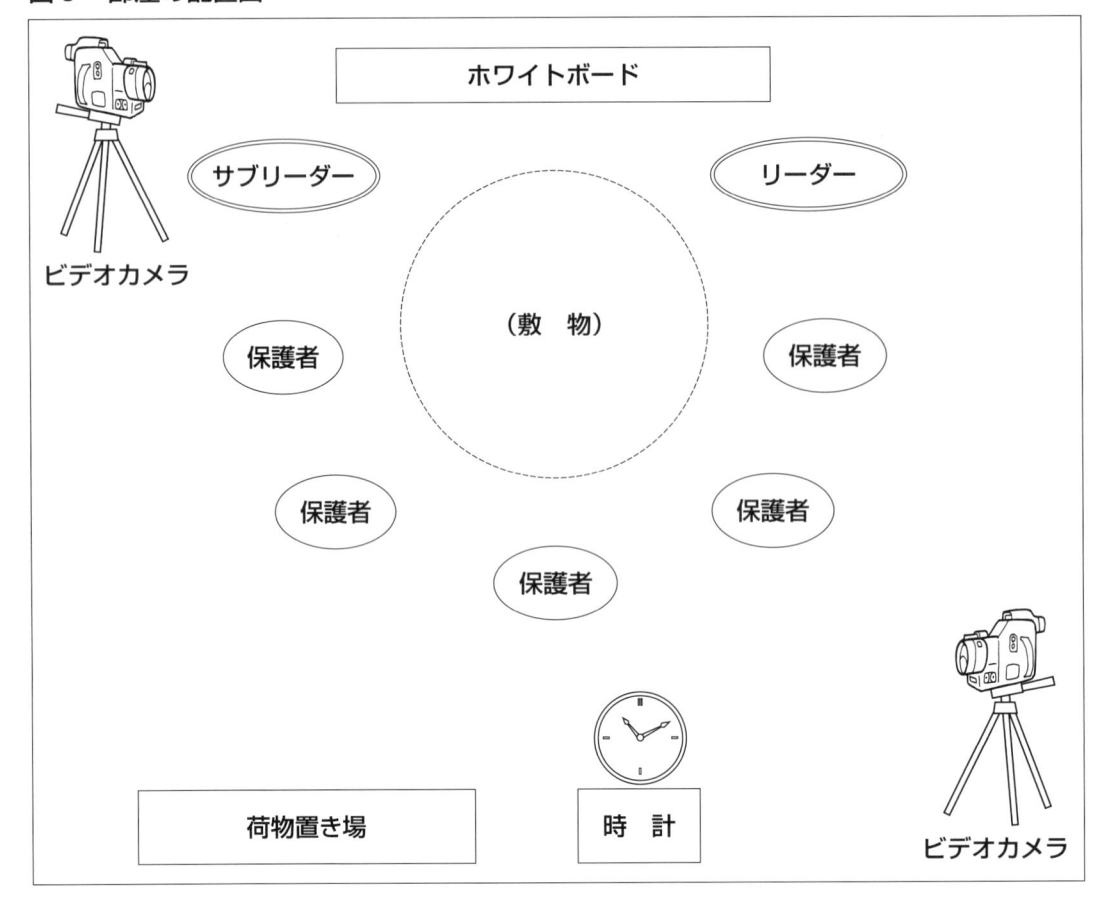

要です。
　別室から観察できるようなビデオシステムやマジックミラーなどがあると、なおよいでしょう。記録を録ってもらえるだけでなく、グループ後の反省会（これが特に重要です！）で、外から見学していたスタッフの意見をもらえるため、スタッフのスキルアップに大いに役立ちます。

7．参加者への事前の案内

　グループの目的、人数、時間、日程、場所、プログラム内容といったものをプリントにまとめ、事前に案内しましょう。また、その際、遅刻や欠席はご遠慮いただく、宿題には積極的に協力していただく、といったお願いをしたり、記録・見学・録画といったことを行う場合はその許可を取っておくことも必要でしょう。
　対象児やきょうだいをどうしても連れてこなければ参加できないような場合は、子どもたちを預かるためのスタッフや場所の確保も必要でしょう。

8. リーダーに求められること

　リーダーはプログラムを機械的に講義し、進めていくだけでは十分に役割を果たしているとはいえません。セッションを行うときの心構えを要約するなら、以下の3点に集約されるでしょう。

① このプログラムは、子どもの問題行動を改善することに焦点を当てるものではない。
② このプログラムは、親の権力や強制力で子どもの行動をコントロールするのではなく、肯定的なコミュニケーションで子どもとのトラブルをなくし、イライラを減らして気分よく毎日を過ごせるようにする具体的なスキルを学ぶプログラムである。
③ 保護者を常に肯定的に見守り、励まし、評価し続ける、つまり、保護者との肯定的なコミュニケーションを心がけて否定的なコメントはしない。

　セッションを行ううえで、この3点がもっとも大切にしてほしいことです。
　さらに、リーダーはプログラムを実施するうえで、プログラム全体の構成、流れを習熟することも求められます。
　保護者の方々は、今、まさに子どもの問題行動に困っていることがほとんどです。ですから、プログラムがまだ始まったばかりなのに、「よりよい行動のためのチャート（BBC：7回目）の内容を先に教えてほしい」「8回目の『制限を設ける』をまず聞かせてください」といった発言をされる方がしばしばいらっしゃいます。しかし、ステップ・バイ・ステップで組まれたプログラムを1つひとつ積み上げていってこそ、後半のプログラム内容が効果的に働いていくのです。ですから、リーダーは保護者の困っている気持ちを汲み取りつつも、あくまでもプログラムに沿った進行を心がけなければいけません。リーダーには、プログラムの1つひとつの課題を習熟するだけでなく、プログラム全体の流れを十分に把握して、10回のセッションを進めていくことが求められます。

9. サブリーダーの役割

　サブリーダーの役割としては、まずはセッション中の板書や資料の配布、宿題の回収、ロールプレイの実践といったことがあげられます。リーダーがどう応じていいか迷ったときに助け舟を出すのも大切な役割です。
　そして、さらに重要な役割として「全体に目を配る」という仕事があります。セッションを進めていくなかで、リーダーはプログラムを説明したり、保護者の個々の発言に耳を傾けたりすることに意識が集中し、しばしば発言者以外のメンバーの様子やグループ全体の雰囲気に目が届かなくなることがあります。サブリーダーは、絶えず全体を見回し、保護者の表情やしぐさなどから、「あの人は発言が少ないな」「苦笑いしているな、何か言い

たそうだ」「内容がよく飲み込めていないのかな」などといったことを感じ取り、その内容をリーダーに伝えていくことが求められます。そうすることによってグループをまとめ、スムーズにプログラムを進めていくことができるのです。

まとめ Q&A

Q1 このプログラムはグループで行うプログラムですか？個別で行うことはできますか？

A1：もちろん個別でも行えるプログラムですが、グループで実施するほうがより効果的と考えています。そのため、本書は専門家がペアレント・トレーニング・プログラムをグループで行うことを想定して書かれています。

Q2 個別とグループでの方法に違いはありますか？

A2：グループでは個人の感情や家族間の問題といったことには極力触れずに課題中心で進めていきます。子ども以外のことで悩みや問題を抱えている場合には、並行して個別面接が必要でしょう。一方、個別面接でペアレント・トレーニング・プログラムを行うときは、保護者が子どもとの問題行動を列挙したり、自らの苦悩や内面に焦点が向きがちですので、こちらのリーダーシップがとりにくくなります。課題を順序通りに行うことが難しくなりますから、プログラムのなかで、今保護者に必要なスキルを提供できるより高い柔軟性、プログラムへの理解度が要求されることになるでしょう。

Q3 対象となる子どもはADHDをもつ子どもだけですか？

A3：そんなことはありません。このプログラムは、子どもの行動に注目し、よりよいコミュニケーションを通して子どもが適切な行動がとれるように援助するためのものなのです。ですから、子どもに障害や問題行動がなくても育児不安を抱える保護者など、子育て全般に適応できるものになっています。

Q4 グループを構成する際の留意点は？

A4：「グループメンバーの構成」(p.6) を参照してください。

Q5　プログラムの対象となる子どもはどういった子どもたちですか？

Ａ５：年齢は３、４歳～10歳くらいまでが効果的であると想定しています。
　ADHDのプログラムとなっていますが、実際には広汎性発達障害や高機能自閉症、アスペルガー症候群、知的に境界域にある子どもなど、いわゆる軽度発達障害をもつ子どもたちがグループに含まれることも多いでしょう。以下の特徴をもつ子どもであれば、十分対象になると思われます。
　① 言葉による指示が理解できる子ども
　② ほめられることが好きな子ども
　③ ある程度、共感性がある子ども

Q6　スタッフの人数は？

Ａ６：リーダーとサブリーダーの２名が望ましいでしょう。
　リーダーの大きな役割は、プログラムに沿ってセッションを進めることです。その役割に集中してしまうと保護者一人ひとりの表情や動きなどを見逃すことがありますので、サブリーダーには、各メンバーの参加の状態や、グループ・ダイナミクスを把握しながらリーダーをサポートするという役割が求められます。

Q7　グループは何名ぐらいが適当でしょうか？

Ａ７：欠席者を考慮して５～６名（最大８名ぐらいまで）が適当でしょう。メンバーが少ないと互いに学ぶものが少なくなりますし、グループの活力が乏しくなります。
　ただし、グループを実施するリーダー・サブリーダーがグループセッションに慣れていない、あるいはこのプログラムに慣れていないような場合は、まず少人数のグループ（２～３名）で実行してみてもよいでしょう。

Q8　１セッションの時間は？

Ａ８：参加人数によるかと思います。課題に対して各人の意見を取りあげたり、宿題の報告など全員が発言の機会をもてるようにすることを考えますと、５名以上では90分は必要でしょう。２時間になるとリーダー・サブリーダー、保護者ともに、集中力がなくなるように思います。宿題のふりかえりに40～50分、今日の課題に40～50分が目安です。

Q9 家では特に問題行動もなく、保護者は困っていないけれども、学校などで問題行動のある子どもをもつ保護者の方にこのプログラムを勧めてもよいでしょうか？

A9：このプログラムは、目の前で起こっている子どもの行動を保護者が理解し、家庭での適切な対処方法を学ぶことを通して、子どものよりよい行動や親子のよりよいコミュニケーションを増やし、親子がともに自己有能感や自尊心を取り戻し、日常生活がより穏やかに送れるようにサポートしていくことを目的としたプログラムです。ですから保護者の目の前で起こっていない学校での問題行動に直接的に効果があるかというと、それは難しいと言わざるを得ません。しかし家庭でほめられることでよりよい行動が増え、それが学校に波及していかないとは言い切れませんし、家庭でのほめる対応について学校の先生に報告いただき、学校でも先生にほめてもらえることが増えることで、学校での問題行動が減るということは大いに考えられます。また、家庭では大きな問題は見られなくとも、保護者がプログラムを通して子どもの行動をより一層理解し、よりよい対応方法を得ることによって、子どもの生活全般によい変化がもたらされていくことも少なくありません。保護者の方が参加を希望され、参加枠を確保できるようであれば、上記のようなプログラムの限界を伝えたうえで参加を勧められてもよいかと思われます。

Q10 あまりに多動・衝動性が激しく、日常的に「人を傷つける」「自分がけがをする」「物を壊す」といった怒鳴って止めるしかないような危険な行動が多すぎて、とてもほめることなど考えられない、という保護者の方に参加を勧めてもよいものでしょうか？

A10：危険な行動を伴う多動・衝動性の著しい子どもをもつ保護者の方々は、まずは子どもの行動を止めなければいけない一心から大きな声で子どもを制止したり、時には厳しい叱責を与えてしまい、そのために親子の悪循環が大きくなっていることが少なくありません。そういった保護者にこそこのプログラムへの参加をお勧めし、少しでも楽で楽しい子育てスキルを得ていただきたいと願っています。しかしあまりにも危険な行動が多すぎてほめようと思っても著しく難しいと思われる場合は、子どもに対して医学的なアプローチも併用していく必要があるかもしれません。プログラムへの参加と同時に、保護者の気持ちに寄り添いつつ、適切な医療機関への受診を勧めてもよいかもしれません。

Q11 絶対に10セッション実施しなければいけないのでしょうか？

A11：実施機関やメンバーの状況などで10セッションの継続が難しい場合、短縮することは可能です。その場合には、実施者は10セッションの流れや内容をしっかり理解しておくことが前提です。しかし、このプログラムはステップ・バイ・ステップで進めることによってより効果を発揮できるような組み立てになっていますし、学んだ方法を定着させるにはやはり10セッションを約5〜6か月かけて行うほうがよいことは過去のグループ実践からも明らかです。また、グループは4〜5セッション目あたりからメンバー間の信頼関係が確かなものとなり、それぞれがグループ内でかなり自由になっていくようです。そういったことからグループ・ダイナミクスも活発になってきますし、プログラム終了後も自助グループとしてお互いに支え合う関係が続きやすいように思われます。親子のよりよいコミュニケーションを学びながら親同士がよいコミュニケーションを経験していけるからでしょう。

Q12 グループを始める前に必要なことは何ですか？

A12：できる限り、保護者と対象となる子どもと事前に面接しておくことです。まず、ペアレント・トレーニング・プログラムの案内のシートを配布して参加者を募ります。予定表、ルール、ビデオ収録やテープ録音などを行う場合にはその旨を明記し、参加申し込みのあった方には改めて詳しい日程表、ルール、約束事を示した案内状を送付します。何よりも動機づけと安心感が大切です。開始を楽しみにしてもらえるような文言を工夫されるとよいでしょう。

Q13 部屋のセッティングは？

A13：ホワイトボードに向かっていすを半円形に並べます。真ん中にはロールプレイができるぐらいのスペースが必要です。そのほかには、保護者の名前、子どもの名前と学年（年齢）の書かれた名札、ホワイトボード、筆記用具の用意ができればよいでしょう。可能であれば、毎回お茶の準備をし、リラックスしたサロンのような雰囲気を出してもいいかもしれません。

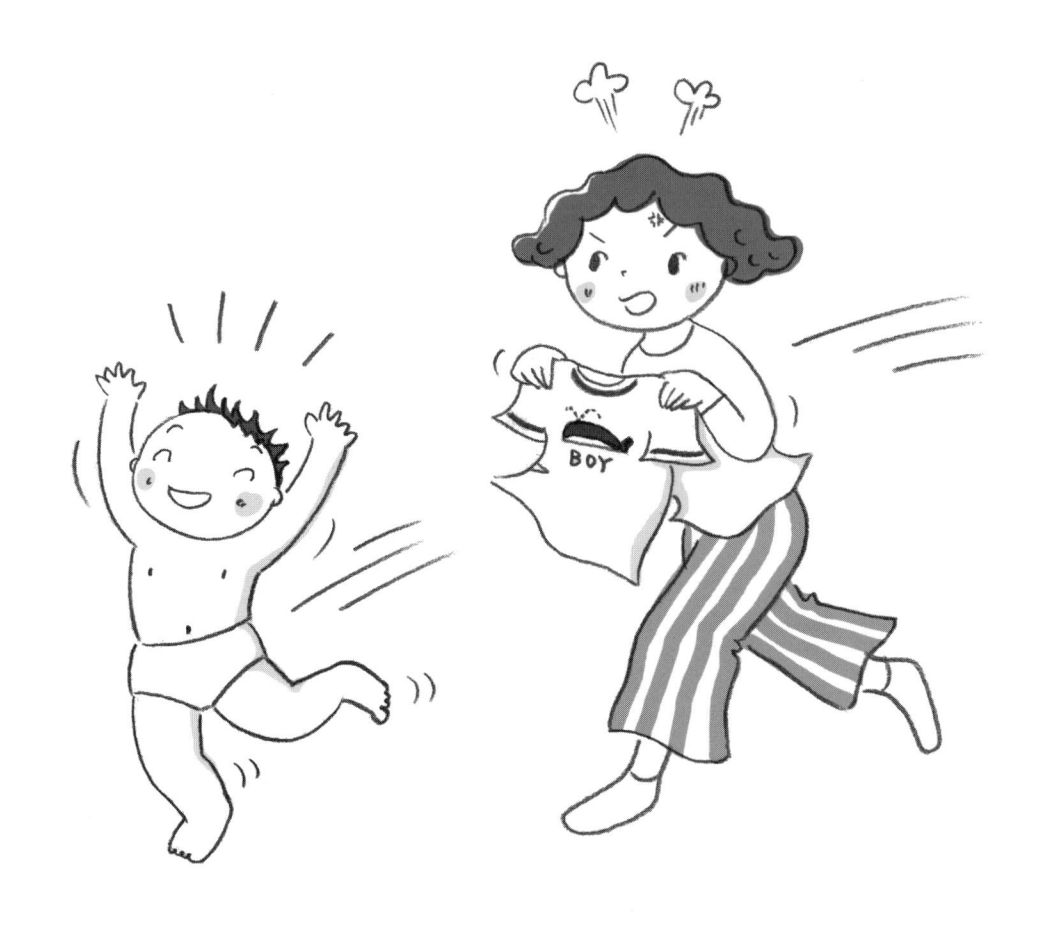

セッション 1　行動を3種類に分ける

Introduction　さあ！1回目のセッションです。保護者もスタッフも緊張し、どんなグループになるのだろうと不安を感じているかもしれません。なかには「プログラムを学ばなければ」「がんばらなければ」とプレッシャーに感じていたり、必要以上に気負っている保護者の方もいるかもしれません。リーダー・サブリーダーは受容的な雰囲気で、保護者の話を受け止めながら「このプログラムは、保護者の方と子どもたちが少しでも楽に楽しく毎日を過ごせるようになるための、楽するためのプログラムなんですよ」ということを伝えましょう。肩の力を抜いて参加していけるよう、リラックスした雰囲気を作ることを心がけることが大切です。

1．本日のレジュメの配布

毎回、セッションがはじまる前に、その日のレジュメを配布しておきます。今回は、「子どもの行動を3種類に分けましょう」を配ります。

2．はじめに全体の説明　　セッション開始 0：00

①挨拶
　参加者へ感謝とねぎらいのことばを忘れずに。
②スタッフの自己紹介
③プログラムの説明
　「セッション0　はじめに―基本においてほしいこと―」で述べたプログラムの理念について説明します。
　子どもの理解を深め、悪循環を断ち（図を使用してもよい）、スムーズな日常生活を目指して、積極的に参加してほしいことを伝えます。
　「親子の関係が今よりずっとうまくいくと信じてお互いに励まし合いながら10回を楽しく過ごしましょう」など、モチベーションを高めていけるような声かけを心がけましょう。
④10回のプログラムで取り扱う課題の説明
　1回から10回までにすることをプログラムに沿って説明します。

⑤毎回のセッションの流れの説明

　課題のミニ講義→やってみる（ロールプレイをやっていただくことがある）→家でやってみる（宿題）という流れを説明します。

　次の回で宿題の感想を述べていただき、どういった点がうまくいったか、もしうまくいかなかった場合は、問題点は何か、もう一工夫するとしたらどうすればよいのかなど、フィードバックと点検をし、共有化します。そして、その日の課題へ入るといった説明をします。

⑥グループのルールの確認
- 遅刻、欠席はできるだけしないこと。遅刻、欠席の場合には連絡すること。
- 必ず毎回定刻に始め、定刻に終わること。
- グループ内で話されたプライバシーにかかわることは口外しないこと。
- グループで傷ついたり、不愉快な思いをしたときにはグループ内に戻して皆で解決すること。
- 録音、録画する場合には、あくまでスタッフの研修のためであり、外部に出すことはないことを事前に説明し、了解を得る。一人でも抵抗があれば諦めたほうがよい。
- 見学者（専門家に限る）がくる場合も必ず了解を得て紹介すること。

3．メンバーの紹介　　0:20

1　インタビュー形式による相互紹介（他己紹介）

●やり方の説明

　隣同士の二人一組がお互いにホワイトボードに書かれた事柄についてインタビューし合います。奇数の場合にはサブリーダーが加わるか、三人グループを1つ作ります。5分間で終わらせることを伝えます。

　インタビューする事柄は5～6項目くらいで、質問の内容はスタッフが決め、ホワイトボードに書いていきます。たとえば、次のようなことです。
- 相手のフルネーム
- 子どもの名前と学年
- 子どもの好きなところと困っているところ
- 1日で一番好きな時間
- 10日間自由に使ってよいお金と時間があったら、誰と（一人でもよい）何をして過ごしたいか

　以上のようなことをインタビューし、一人が終わったら、インタビューを交代します。

5分たったら終了を知らせ、それぞれがインタビューした相手をメンバーに紹介します。問題となっている子どもだけではなく、ともに学ぶメンバーについて知ることも大切なことです。相手と初回から親しく会話ができ、共感したり、意外性を発見したりすることができ、グループの凝集性が高まります。

　また、順番に自己紹介をしていくと長々と話す人がいて時間の設定が難しくなりますが、この方法はインタビューしたことだけを項目に従って相手を紹介するので、短く済み、時間の設定がしやすいという利点もあります。

　また、リーダー・サブリーダーはメンバーの子どもの状態像を把握しているとは限りません。子どもの好きなところ・困っているところ、また、今日の課題で「行動を3種類に分ける」という作業をしますが、メンバーが取り上げた行動を注意深く聞いていくなかで、子どもの発達状況・特徴をある程度推測できるようにしておかなくてはなりません。ここではホワイトボードに書きませんが、メモをしておくとよいでしょう。全員の紹介が終わったら、ユーモアを交えた共感的、受容的な感想を伝えると、メンバーは安心できると思います。

　メンバー全員の紹介が終わったら、1回目のセッションを始めましょう。

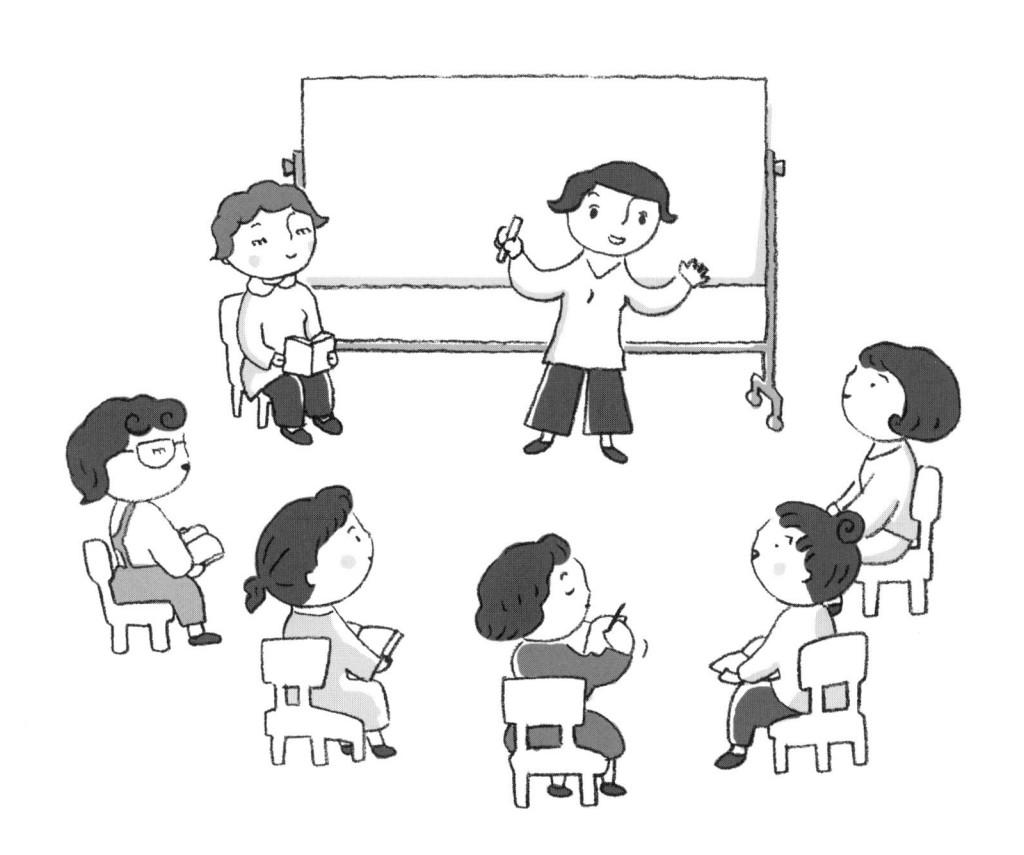

4. 本日のテーマ「行動を3種類に分ける」　　0：40

1　注目のもつパワー

注目のもつパワーについて説明をします。たとえば、こんな言い方はどうでしょうか。
「人が人として成長するためには、食事をするのと同じく注目してもらうことは欠かせないものです。とりわけ子どもは親や大人たちから得る注目を何より欲しています。注目を得たいために悪いことだってしてしまうほどです。この注目のもつパワーを活用するわけです」
　注目には肯定的注目と否定的注目の2種類があります。このプログラムの基底になっているのは、肯定的注目を最大限に活用すること、つまり、好ましい行動をしていることに気がついていますよ、知っていますよ、ということを子どもに伝えることです。ここでは、肯定的注目を「ほめる」という言葉に言いかえて使います。肯定的注目は親子間のスムーズな関係をつくるだけではありません。注目され、ほめられることで子どもは初めて自信をもちます。自分への自信は、たくましく立ち直る力を育てます。
　親や教師は子どもの困った行動に対して「直してあげたい」「こんな状態だとみんなとうまくやれなくなってしまうんじゃないか」と考え、注意したり怒ったりしがちです。しかし何年もこうしているにもかかわらず改善できないということは、このやり方は効果がないということではないでしょうか。こうした注意叱責を中心としたパターンを脱出して、少しでも気分よく暮らせるようになる方法をこの10回で学び、身に付けましょう。悪循環のパターンを脱出する強力な武器が、肯定的注目（ほめる、認める、笑顔を返す、興味・関心を示す、「ありがとう」「嬉しい」と言うなど）です。「子どもはほめて育てよ」といわれますが、何を、いつ、どうほめるかはなかなかわからず、迷ってしまうものです。具体的なやり方は次回から学びます。
　まず、迷わないためには、行動を3種類に分けるという基本となる作業をします。

2　行動に焦点を当てる

　行動とは見える、聞こえる、数えられるなどの具体的なものであることを、例をあげて説明します。
　たとえば、「やさしい」とか「親切である」といった抽象的な言葉は、行動を表していません。泣いている友達に「どうしたの？」と言えたとか、本を貸してあげたなどの具体的な行動に注目するのです。
　ここで学ぶスキルは親が子どもの行動を直接見聞きできるところにいて即座に対応することが前提です。親が関与できない場所（幼稚園、保育園、学校など）での子どもの行動

に対しては、担任の先生の理解と協力が必要です。

3　行動を3種類に分ける方法

まず、サブ・リーダーはホワイトボードに大きく表を書き、メンバーがあげた行動を書き込めるようにしておきます。

次に、分け方の説明をします。

① **好ましい、増やしたい行動**：こうしてほしい行動ではなく、子どもが現在できていて、続けてほしい、増やしたいと思う好ましい行動
② **好ましくない、減らしたい行動**：子どもが今していて、危険ではないが好ましくない、やめてほしい行動
③ **危険な行動・許しがたい行動**：自他を傷つける行動、破壊的な行動、危険な行動、唾を吐くなど危険ではないが許しがたい行動、あまりにもしつこい行動

メンバーに順に3種類の行動をあげてもらい、サブリーダーがホワイトボードに書いていきます。時間に余裕があれば、5分くらいで宿題シートに記入してもらってから各行動について1つずつ発言してもらうのもよいでしょう。

ホワイトボード記入（例）

保護者名	好ましい行動	好ましくない行動	危険な行動・許しがたい行動
Aさん	「おはよう」とあいさつをする	ゲームをやめられない	鉛筆を妹に向かって投げる
Bさん	食事前にお皿を運んでくれる	暴言を吐く	なし
Cさん	ドアを静かに閉める	父と母の話に割り込んできて、話をする	手ばなしで自転車に乗る

4　3種類の行動をあげてもらう

3種類の行動を一人1つずつあげてもらいます。全員が発言できるように配慮しましょう。この時、具体的な行動ではなかったり、「許しがたい行動」ではなく「減らしたい行動」としてもいいのではないかとリーダーが思っても、まずはメンバーの言葉どおりに板書します。初回から訂正されると自信をなくし消極的な参加になりかねません。

「減らしたい行動」と「許しがたい行動」の区別が難しいと思います。基本的にはメンバーが表現した言葉のまま（省略したりまとめたりしないで）ホワイトボードに書きましょう。全員の発言が終わったところで訂正したいところがあるかを聞きます。

「〜しない」という表現があれば、「『〜しない』で何をしているのかしら？」と、「〜

する（do）」の表現に変えてみたり、「きちんと」とか「やさしい」というような漠然としたあいまいな表現は具体的な行動に置き換えていきましょう。

全員が済んだらメンバーの協力と理解の早いことをほめましょう。

そして、私たちは日頃「減らしたい行動」と「許しがたい行動」の区別なく叱ったり、怒ったりしていること、この区別をして対応を変えることで子どもとのバトルは減ること、できるだけ「許しがたい行動」の欄が少ないほうがよいことを伝えます。

さらに、今すぐ減らしたい、止めさせたい行動だらけだと思いますが、ステップ・バイ・ステップでやっていくことが大切であること、順を追ってすることで困った行動が減っていくことを説明します。「急がば回れ」などと説明して、協力を要請します。

5　3種類に分ける理由を説明する

行動を3種類に分けるのは、それぞれ対処の仕方が異なるためであり、対処の方法を学んでいくための基本的な大切な作業であることを説明します。それぞれの行動への対処の方法については今後くわしくお話ししますと言って、この段階ではおおよその説明でよいと思います。

①の「好ましい、増やしたい行動」には、ほめる、認める、興味・関心を示す、「ありがとう」「嬉しい」と言うなどの肯定的注目を与えることを伝えます。「ほめる」には言葉で言うだけではないさまざまなやり方があることを説明し、行動に焦点を当てることを強調します。

②の「好ましくない、減らしたい行動」には、無視して待ってほめるという方法をとります。無視はほめるためのものです。行動を無視するのであって、子どもそのものを無視するのではないことを強調します。

③の「危険な行動・許しがたい行動」には、警告して罰（ペナルティー）で対応します。罰は脅しや見せしめや懲らしめで子どもの行動を止めさせることではありません。するべきことをしなかったり、してはいけないことをした責任をとらせることであると説明します。詳しくは後続の各セッションのページを参照してください。

以上のようにして、さまざまなタイプの行動に対するそれぞれの対応を、これからの10セッションで順を追ってくわしく学ぶということを説明します。

5．質疑応答　　　　　　　　　　　　　　　　　1：15

本日のテーマ「行動を3種類に分ける」の説明について、保護者から質問を受けます。

「行動を3種類に分ける」に関してよく出される質問 &リーダーがしばしば感じる疑問 Q&A

Q1 「ほめる行動」が思い浮かばないのですが…

A1：その日、子どもが朝起きてから学校へ行くまでの様子を時系列で聞いて、好ましい行動をピックアップして、「ここをほめましょう」と具体的に提案してみましょう。

Q2 何でこんなことでほめなくちゃいけないのでしょうか？当たり前のことでほめられません…

A2：その通りかもしれません。でも当たり前のことができるということは実は大変なことなのです。保護者の方が今までしっかりと子どもに上手に教えてこられた結果です。ほめられるのは誰でも好きで、嫌な気はしないものです。ここでは、まず何はともあれ実行してみることが大切です。答えは子どもの反応にあります。結果をぜひ楽しんでもらいましょう。

Q3 好ましい行動に、抽象的な表現や漠然とした表現があげられている場合は？

A3：好ましい行動として「やさしい」「親切」といったことをあげる方がいます。そんなときには「どのような行動をやさしいと思いますか？」などと具体的な行動を尋ねましょう。

また、具体的な行動（見えるもの、聞こえるもの、数えられるもの、「～する」）に置き換えていくことを提案しましょう。
（例）
「弟にやさしくする」→「弟にジュースをついであげる」
「病院でいい子にしていた」→「病院で10分間本を読みながら待てた」
「いとこの世話をする」→「いとこと遊んであげる」
「愛想がいい」→「『おはよう』と元気にあいさつができる」

Q4　1つの例に行動が2つ以上含まれている場合は？

A4：1つの例に行動が2つ以上入っていることを指摘し、行動を1つずつに分けていきましょう。その際、こちらが行動を分けてしまうよりも、保護者の気づきを促しながら保護者自身に分けていただくようにもっていくと、理解が進みやすいようです。
（例）「『宿題をしなさい』と言うと『えー！やだー!!もっとテレビみたい』とぐずぐず言いながらも机に向かう」
↓**行動を2つに分ける**
「宿題をしなさい」と言うと…
①「『えー！やだー!!もっとテレビみたい』とぐずぐず言う」→「好ましくない行動」
②「机に向かう」→「好ましい行動」

Q5　「〜しない」という表現をしている場合は？

A5：「では、その時『〜をしない』で何をしているんですか？」というようなコメントを投げかけ、「〜する」という「行動」に置き換えていきます。
（例）
「宿題をしない」→「テレビゲームを続ける」
「お風呂に入らない」→「ぐずぐず言う」

Q6　「悪口を言う」は「好ましくない行動」か、「危険な行動・許しがたい行動」かどちらに分類したらいいでしょうか？

A6：ことばを投げかけた相手やその相手との関係性、状況、言い方などによって判断は異なるでしょう。たとえば、ゲームを止めるように指示された子どもが「お母さんのケチ！ブス！」などと言った場合は、「好ましくない行動」でよいと思います（お母さんは多少、傷つきますが…）。しかし、同級生の体格のよい女の子に「ブス！デブ！」と悪口を言った場合は相手の子が傷ついてしまうかもしれません。セッションに時間の余裕があるようであれば少し具体的な様子を聞き、判断していきましょう。その場での判断が難しい場合は、「悪口を言う相手や言い方によっても変わってきますよね」と説明し、この時点で厳密に行動を分ける必要はありません。

Q7 「手をひらひらさせる」「興奮すると飛び跳ねる」「晩ごはんに好きなおかずがないと泣きわめいてパニックを起こす」など、広汎性発達障害の常同行動やこだわりを背景として起こっていると思われる行動が「好ましくない行動」としてあがっている場合は？

A7：これらの行動は子どものもつ障害を背景に起こっていると思われること、こういった行動に対しては障害特性を理解し、それに沿った対応をしていくことが必要であることを伝えましょう。ペアレント・トレーニングのプログラムはとても有効なものですが、万能ではありません。この場合、プログラムの対応だけでは解決が難しいことを伝えて、別の機会に個別に対応を検討することを提案しましょう。そのためには、グループ活動と並行して個別面接の機会が確保されることが望ましいでしょう。また、保護者自身が子どもの障害特性を理解・受容できていることも非常に重要となりますが、プログラムが進むなかで行動特徴と併せて障害特性への理解が進むこともしばしばです。早急に理解を促そうとはせず、じっくりと付き合っていくことが肝要です。

Q8 保護者自身が感情的に「許せない」と思う行動を「好ましくない行動」ではなく「危険な行動・許しがたい行動」に入れる場合は？（例：家に帰ってすぐに宿題をしないで「テレビゲームをする」のはどうしても許せない！）

A8：「危険な行動・許しがたい行動」に、ほかの方なら「好ましくない行動」に入れてもいいと感じる行動を「許しがたい行動」として分類される方がいるかもしれません。でもこの段階では、保護者が「許しがたい」と感じていることは肯定的に受け止めていきましょう。そのうえで
・年齢によってもそれぞれの行動をどこに分類するかが変わってくること
・どこに行動を分類するかによって、プログラム上のその後の対応が変わってくること
・「危険な行動・許しがたい行動」は行動に制限を加えていく（罰を与える）ことになるので、可能な限り少ないほうがいいこと
を伝え、あげられた行動が「好ましくない行動」に入れられそうか尋ねてみましょう。しかし、どうしても保護者自身が「許しがたい」と感じてしまうようであれば、この時点ではそれ以上の追求はせずに保留にしておきましょう。ほかの保護者の分類を見たり、プログラムが進むなかで子どもの行動が改善され、その問題行動が見られなくなることで、保護者自身の感じ方が変化していくことはよく観察されることです。

Q9 子どもに対する保護者の要求そのものが妥当でない場合は？

A9：保護者自身は、「何でこんなことができないの！」「こうすべき」と思い込んでいても、よくよくお話を伺っていくと、保護者側の要求そのものに問題があり、子どもがそれに従えないのは当然…ということが時々見受けられます。子どもへの保護者の要求が客観的にみて妥当なものかどうか、受容的に話を聞いていくなかで明らかにしていきましょう。そして、保護者の気づきを促していきます。
（コメント例）
　5歳の子どもが「自転車の上で立ち上がり、降りようとする」行動を「危険な行動」に分類した場合
リーダー：もう少し具体的にお話していただけませんか？どういった時にそういう行動がみられましたか？
保護者：スーパーの前に自転車を止めて私が買い物をしている間、自転車のいすに座って待っているように言うんですが、退屈みたいで、自転車から降りてスーパーに入って来ようとするんです。でも突然立ったら危ないですよね。
リーダー：ちなみにスーパーではどれ位の時間、買い物されているんですか？
保護者：だいたい30分ぐらいです。
リーダー：そうですか…30分ですか。5歳の子どもに一人で、30分間じっと座って待っていなさいというのは…どう思われますか？
保護者：そうですね…座っていられませんよね。無理な要求をしていたのかもしれませんね。

　プログラムを開始した直後ですので、保護者からまだ活発な意見や質問が出てこないかもしれません。その場合は、修正しておいたほうがよい点があればリーダー・サブリーダーから指摘・修正していきましょう。
　修正している最中も、保護者が子どもの好ましい行動に気づいたり、行動を具体的にあげているなど、よい点がみられたら具体的に指摘し、参加者をほめていきましょう。

6．宿題の説明　　1:25

　配布してある宿題シートを確認してもらい、次回までに子どもの行動を観察して記入してくることを伝えます。行動に焦点を当てること、見える、聞こえる、数えられるものが行動であることなど念を押しておきましょう。
　今日のセッションの終了を伝え、積極的な参加に感謝し、ねぎらい、次回を楽しみに待っていることを伝えます。

> **このセッションを終えて**

　お疲れさまでした！これでセッション1は終わりです。
　グループの初回は、参加される保護者も、リーダー・サブリーダーもドキドキ、ワクワクしていて緊張するものです。まずは無事に、終えられたことを喜びましょう！そして、外から見学していたスタッフをまじえてセッションのふりかえりをしてみましょう。
　それぞれの保護者の特徴や子どもの特徴について共有したり、リーダー・サブリーダーのコメントの仕方や内容についてふりかえり、もっとよい表現や話のもっていき方がなかったかなどについて、意見がもらえるとよいでしょう。
　外から見ていたスタッフはぜひ、リーダー・サブリーダーのよかった点を指摘してあげてくださいね。リーダー・サブリーダーにも「ほめる」は重要なのですから！

このセッションのPoint

★「注目のパワー」に注目！
★行動（目に見えるもの、聞こえるもの、数えられるもの）に焦点をあてる
★今、子どもがしている行動を3種類に分けましょう
　①好ましい行動
　②好ましくない行動
　③危険な行動・許しがたい行動

レジュメ（例）

> **セッション１．子どもの行動を３種類に分けましょう**

１．他者からの「注目（Attention）」の力

（例）

注目 ┃ 肯定的な（ポジティブな）注目………ほめる、認める、笑顔を返す
　　 ┃ 否定的な（ネガティブな）注目………注意する、叱る、怒鳴る、お説教する、
　　 　　　　　　　　　　　　　　　　　　　　ため息をつく、眉間にしわを寄せる

・どちらの注目も子どもの行動を強化（強め）、増やす力を持っている。
・ポジティブを与えればポジティブが返ってくる。ネガティブを与えればネガティブが返ってくる。

２．行動を３種類に分けましょう

＊「行動」とは………目に見えるもの、聞こえるもの、数えられるもの、「～する」

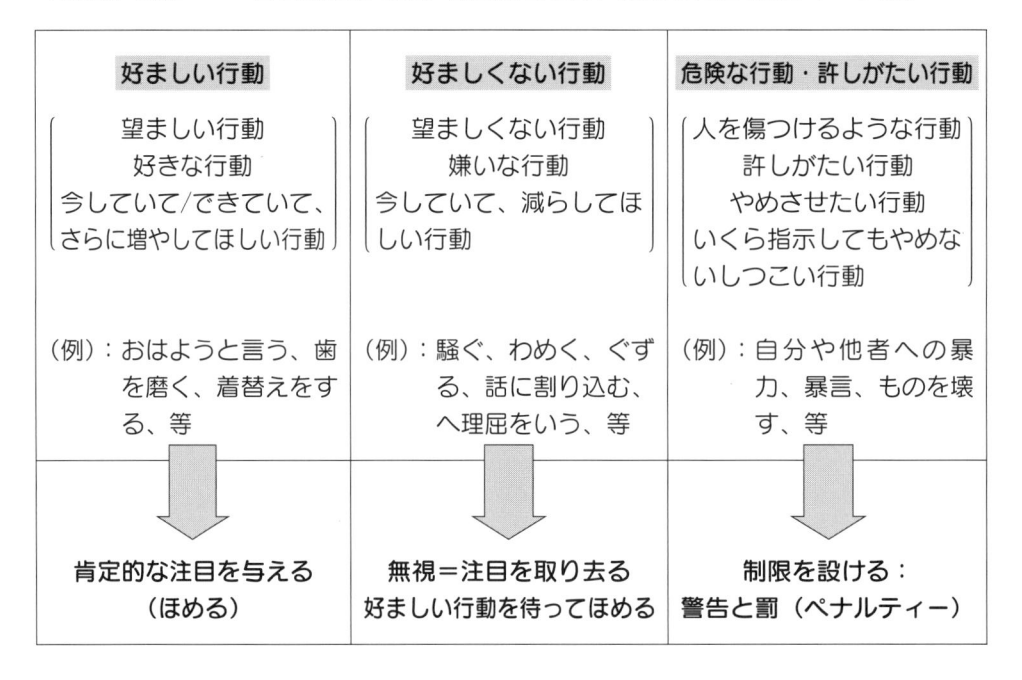

好ましい行動	好ましくない行動	危険な行動・許しがたい行動
望ましい行動 好きな行動 今していて／できていて、さらに増やしてほしい行動	望ましくない行動 嫌いな行動 今していて、減らしてほしい行動	人を傷つけるような行動 許しがたい行動 やめさせたい行動 いくら指示してもやめないしつこい行動
（例）：おはようと言う、歯を磨く、着替えをする、等	（例）：騒ぐ、わめく、ぐずる、話に割り込む、ヘ理屈をいう、等	（例）：自分や他者への暴力、暴言、ものを壊す、等
↓	↓	↓
肯定的な注目を与える （ほめる）	**無視＝注目を取り去る** 好ましい行動を待ってほめる	**制限を設ける：** **警告と罰（ペナルティー）**

３．宿題「子どもの行動を３種類に分けましょう」

好ましい行動

：子どもが今している行動／できている行動の中で、望ましい行動・好きな行動・さらに増やしてほしい行動　⇒　肯定的な注目を与える＝「ほめる」

- 年齢や子どもによって「してほしい行動」はさまざま
- 「成績表が満点」「頼まないのに食器を洗ってくれる」というような天と地が逆さまになるような出来事でなくていい
- ほんのささいなことでOK

（例）

- ＊4歳児が、歯をみがく時、大きく口を開ける
- ＊12歳児が、文句を言わずにゴミを捨てる
- ＊8歳児が、何度も言わなくても（1回は「宿題やりなさい」と言ったが）宿題をやり始める（完全にやってしまうのではない）
- ＊宿題（ドリル）の1問目を解く
- ＊なにかもらった時に「ありがとう」と言う
- ＊道を渡る前に立ち止まって左右を見る
- ＊洋服を着替える（着替え始める）
- ＊学校の勉強のことを話す
- ＊学校で渡されたプリントを母に手渡す
- ＊連絡帳を書いてくる
- ＊時間割りをあわせる
- ＊頼んだタオルを取ってくる
- ＊読書をする
- ＊5分間、きょうだいと静かに遊ぶ
- ＊自分からテレビ（テレビゲーム）を消す
- ＊あなたに絵を見せる
- ＊あなたが電話をかけている間、静かにしている
- ＊友だちとおもちゃを一緒に使う
- ＊「ごめんなさい」と言える
- ＊正直に本当のことを言う
- ＊ごはんの前に食卓の準備をする（テーブルの上を片付ける、テーブルを拭く）
- ＊自分で靴を履く
- ＊目覚まし時計で起きられる
- ＊ちょうどよい大きさの声で話す
- ＊髪をといている間おとなしくしている
- ＊あなたの手伝いをする
- ＊一人で遊ぶ
- ＊小さな子どもの世話をする
- ＊テレビを観る代わりに積木で遊ぶ
- ＊怒っている時に、（叩かないで）言葉で言う
- ＊呼ばれたら「はい」と返事をする
- ＊呼ばれたらすぐに来る
- ＊上着とカバンを所定の場所にかける
- ＊あいさつをする
- ＊ジュースを飲む時、あなたのコップも一緒にもってきてくれる

好ましくない行動

：望ましくない行動・嫌いな行動・今していて、減らしてほしい行動

　⇒　注目を取り去る＝無視する(好ましくない行動を止めるのを待つ、好ましい行動を待つ)

（例）

- きょうだいと口げんかをする
- ぐずる
- 不平を言う
- 口答えをする
- 汚い言葉を使う
- 口論する
- 手伝いをするように言っても無視する
- 宿題をしないで、マンガを読んでいる
- 車の中で大声で騒ぐ
- 悪口を言う
- 「お前なんか大嫌い」と言う
- からかう
- じゃまをする
- すねる
- かんしゃくをおこす
- 告げ口をする
- 着替えを嫌がる
- 押す
- 洋服を脱ぎっぱなしにする
- 人の話に割り込んでくる
- 「お風呂に入りなさい」と言ってもテレビを観ている
- スーパーで「お菓子を買って」とさわぐ

危険な行動・許しがたい行動

：人を傷つけるような行動・物をこわすような行動・許しがたい行動・いくら指示してもやめないしつこい行動　⇒　制限を設ける（警告と罰）

（例）

- 道路に飛び出す
- ほかの子を叩く
- 突き倒す
- かみつく
- 首を絞める
- 高いところにのぼる
- つばを吐く（傷つけることはないが、とにかく許しがたい！）
- 走っている車の窓から身を乗り出す
- 人に向かって積木を投げる

宿題：子どもの行動を３種類に分けましょう

名前＿＿＿＿＿＿＿＿＿＿＿＿＿＿　子どもの名前＿＿＿＿＿＿＿＿＿＿＿＿＿

子どもの行動にはどんなものがあるでしょうか？次の３種類に分けて考えてみましょう。

「行動」とは、子どもが実際にしていることで、あなたが見たり、聞いたり、数えたりできるようなことです。

好ましい行動	好ましくない行動	危険な行動・許しがたい行動

セッション2 肯定的な注目を与える

Introduction 開始2回目のセッションです。保護者はまだまだ緊張し、どんなことを話していいのか不安を感じているかもしれません。また今回は、宿題についてははじめて取り組みを発表する会になります。リーダー・サブリーダーは受容的な雰囲気で保護者の話を受け止めながら、保護者の取り組みに肯定的な注目を与えていきましょう。しかし、あくまでも進行のイニシアチブはリーダーにありますので、「話を十分に聞き、受け止めること」と「プログラムを進行すること」の両方のバランスを見極めながら進めていくことが求められます。

1．本日のレジュメの配布

　セッションが始まる前に、レジュメを配布します。今回は「肯定的な注目を与える」のシートと宿題シート「好ましい行動をみつけ、ほめましょう」を配ります。

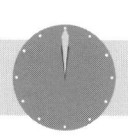

2．前回の要点の確認　　　　　　　　　　セッション開始 0：00

　セッション1の要点を簡単に説明し、内容をふりかえります。前回のセッションで学んだ内容を思い出してもらい、誤解なく宿題に取り組めたかどうかも確認し、これからのコメントを引き出す準備をします。

●説明のポイント

① 注目のパワーに注目する！
② 行動とは…
③ 行動を3種類に分けるとは…

3． 前回の宿題　　　　　　　　　　　　　　　0：05

1　宿題に取り組んでみての感想を伺う

　宿題で取り組んできていただいた内容について保護者に順番に発表してもらいましょう。その際、すぐに内容を伺っていくのではなく、「宿題はやってみましたか？」「やってみてどうでしたか？」「難しかったですか？」と宿題に取り組んでみた感想を保護者から引き出していきましょう。保護者が感じたことや家庭での様子をグループで共有するところから始めると、発言がスムーズに進んでいくようです。

　保護者のなかには自分に厳しいまじめな方がおられるかもしれません。子どもに対してだけでなく、自分自身にも大変厳しく、パーフェクトにできていなければ「できました」と発言できない方は少なくありません。取り組んでいること、意識していたことなど、少しでもできているところをリーダー・サブリーダーがとらえ、フィードバックしていきましょう。

　保護者自身が「やれるかも」「これでいいんだ」「私もがんばってるなぁ」と感じられることは、グループを継続していくうえで保護者を支える大きな力になっていきます。「うまくいかなくて当たり前。だから練習しているのだから」という共通理解ができると、保護者も気が楽になるようです。

　また、宿題への取り組みを通してたくさんほめられる、認められることで、保護者自身が肯定的な注目を与えられる経験をすることになります。そういった経験を通して「ほめられるってうれしいですね」「きっとほめられると子どももうれしいはず！」といった「ほめる効能」を実感として得られることも非常に大切なことです。

2　宿題で取り組んできていただいた内容（3種類の行動）について保護者に順番に発表してもらう

　子どもの行動のなかで「好ましい行動」「好ましくない行動」「危険な行動・許しがたい行動」について1つずつあげてもらいましょう。

　サブリーダーは保護者の発言を聞きながら、内容を例のような表の形でホワイトボードに板書していきます。その際、以下のような点に配慮しながら進めていきましょう。

① 　この段階では、別のことばに置き換えたり、意訳したりせず、保護者の言ったとおりの文言で記入していきます。

② 　保護者が不適切な表現や誤った欄に行動をあげていても修正をせず、全員の発言を最後まで聞いていきます。

③ 　上手にあげられていること、がんばって取り組んでこられたことなどをポジティブに評価し、具体的に何がよいのかを伝えていく、つまり保護者に具体的な肯定的注目を与

えていきます。

ホワイトボード記入（例）

保護者名	好ましい行動	好ましくない行動	危険な行動・許しがたい行動
Aさん	寝る前に明日の洋服を用意する	注意すると「うるせーな」という	弟を叩く
Bさん	友達と仲良く遊ぶ	「宿題しなさい」というと、「ない」とうそをつく	坂道を自転車で猛スピードで走り降りる
Cさん	食事の後、自分の食器を流しに持っていく	スーパーでお菓子を「買って、買って」とだだをこねる	屋根に登る
Dさん	目覚し時計を使って一人で起きられる	やろうと思っていたことを止められると奇声を発する	やろうと思っていたことを止められると、手近にあるものを手当たりしだい投げる

3　宿題内容の疑問点や修正点を保護者にあげてもらう

　ほかの人があげたものも含めて疑問に感じる点や、自分だったら別の行動欄にあげるな、といった点など気づかれることがないか保護者に尋ねていきましょう。板書の段階で、リーダーやサブリーダーが修正したほうがよいと感じる行動があげられていても、その場ですぐには指摘せず、保護者が自主的に考えたり感じたりするチャンスを提供しましょう。指摘されて気がつくよりも、自ら気がつくほうが理解度が増すものです。

4　保護者の意見・質問に対してリーダー・サブリーダーがコメントしていく

　保護者が行動を適切にとらえ、3種類に分けられていればそのことを具体的に評価し、本日のテーマに進みます。

　しかし、たいていいくつかの修正すべき行動があがっているものです。たとえば「夕食の前に宿題を終えずにテレビを見ているのが許せない」として「夕食前にテレビを見ている」行動を「危険な行動・許しがたい行動」にあげている、といったことがそれにあたります。この後のプログラムで、許しがたい行動に対しては「制限」を設けていきます。しかし、夕食の前にテレビを見ていて宿題を終えられないからといっていきなり制限を設け、場合によってペナルティー（罰）を与えることは避けたいものです。そのためリーダーはこの行動を「好ましくない行動」に移動したくなるでしょう。確かに移動できたほうが好ましいのですが、この段階では保護者がその程度の行動に対しても「許せない」と感じてしまうということを理解し、保護者の感じ方、要求水準の高さ、価値観といったものを

受け止め、「なぜそのように感じるのですか？」と保護者の思いに耳を傾けてみましょう。そしてその結果、保護者自身が「これは『好ましくない行動』のほうがよさそうですね」と感じられればよいのですが、やはり変わらず「許しがたい」と感じるようでしたら、この段階では分類する欄を移動することにはこだわらないようにしましょう。保護者は自分の思いを否定されずに受け止めてもらえることで、この場では自由に気持ちを話してよいと感じることができます。また、現段階では分類する欄を変えることができなくても、プログラムが進むうちに保護者にも子どもにもよい変化が見られるようになっていき、自ら分類欄を変更することができたり、子どもの行動そのものが変わってくることもしばしばです。ですからここでは「行動」を適切にとらえ、今、子どもがしている行動を3種類に分けられていればよしとする程度にとどめておいてよいでしょう。

4．本日のテーマ「肯定的な注目を与える」　0：40

　このセッションでは、3種類に分けた子どもの行動のなかの「好ましい行動」に対して「肯定的な注目」を与える方法を学びます。ただ単に「ほめましょう」といわれても、なかなか難しいものです。子どもの「どういった行動」を「どのタイミング」で、「どのようにほめたら効果的か」を具体的に学び、ロールプレイを通して「ほめる経験」と「ほめられる経験」を体感してもらいましょう。

1　肯定的な注目を与えよう

　子どもの好ましい行動を増やすためには、肯定的な注目を与えることが効果的です。では、なぜ子どもの好ましい行動に肯定的な注目を与えるとよいのでしょうか？
　親が子どもをほめると子どもは再びほめられたくて、いっそう頻繁にその行動をするようになります。そして同時に、自分は親に認められていると感じます。そう感じ始めると、少し気が向かないようなことを要求されても、比較的、協力的に応じることができるようになっていくものです。
　たとえば、ゴミをひろってゴミ箱に入れている子どもに「ゴミひろってくれたの!?ありがとう」と声をかけると、うれしそうに部屋中のゴミをひろってくれたということはよくあることです。そして、それをまたほめると、その後、別のお手伝いをたのんでも、気もちよく手伝ってくれる、ということはないでしょうか？
　肯定的な注目を与えることによって、子どものなかに起こっていく段階的な変化について具体的に伝えていきましょう。

2　「肯定的な注目」の種類

　「肯定的な注目」の与え方には、ほめるだけでなく、実にさまざまなバリエーションが

あります。具体的な例をあげながらくわしく解説していきましょう。

> **例**
> - ほめる：「もう宿題始めたの？えらいね」
> - 励ます：「あともう少しだよ、がんばれ！」
> - その行動に気がついていることを知らせる：「宿題始めたんだね」「ごみ拾ってくれたのね」
> - ほほえむ：同時にVサインやOKサインなどを示してもよいでしょう
> - 感謝する：「お皿運んでくれてありがとう」
> - 興味や関心を示す：（宿題に取り組んでいる子どもに対して）「難しい問題だね」「今、授業ではどんなことやってるの？」
> - そっと身体に触る：そっと頭をなでる、肩に手を置く、ハイタッチ等
> - 次の活動に誘う：スーパーで「お菓子を買って」とだだをこねていた子どもが、ブツブツ言いながらも諦めた時に「カート押してくれる？」「おうちに帰ったらジュース飲もうね」など、今までの好ましくない行動には反応せず、別の課題に誘うように声をかけること。そうすることによって、今していた好ましくない行動をお母さん（お父さん）はまったく気にしていないこと、水に流しているよ、ということを示すことができます。

3 「ほめ方」のコツ

「ほめることがよいのはわかっているけれど、どうほめたらいいのかわからない」という声をよく耳にします。そこで、ここでは具体的なほめ方、特に、子どもが「ほめられた」と感じられるような、保護者の「いいな」と思っている気持ちが子どもに伝わりやすいほめ方について、具体的に解説していきます。

リーダーがひたすらレジュメを読み上げ、説明するだけでなく、この頃から保護者にレジュメを読んでいただいてもいいかもしれません。そうすることで、より主体的な参加を促していけるでしょう。

① **タイミング**：課題が完全に終わった時だけほめるのではいけません。パーフェクトを待っていては、なかなかほめる機会が見つからないものです。課題を思い出したらその時点でまずほめましょう。そしてやり始めたらまたほめ、やっている最中にも何度かほめ、終わったら再びほめましょう。課題が100％できる、終わるまで待ってほめるのではなく、25％ぐらいできたところでほめましょう！このことを私たちは「**25％ルール**」と呼んでいます。

子どものある行動に対して、どれぐらい頻繁に肯定的な注目を与えるチャンスがあるか、具体的なタイミングと声のかけ方について例をあげて解説していくとよいでしょ

> **例**
>
> 「宿題する」という行動を、「宿題があることを思い出し」「宿題を終えるまで」の一連の行動に分解し、時系列にその都度どのようにほめることができるかを具体的に示していきましょう。
>
> ❶ **宿題を思い出したら、まず、ほめる**
>   「宿題あること思い出したの!?えらいね」(ほめる)
>
> ❷ **部屋に向かうために腰をあげたら、ほめる**
>   「あ、もう宿題しに行くのね」(気がついていることを伝える)
>   「早速始めるのね。早いね」(ほめる)
>   「何の宿題が出ているの？」(関心を示す)
>
> ❸ **教科書を出したら、ほめる**
>   「もう、教科書準備したの？早いね」(ほめる)
>   「どんな問題？」(関心を示す)
>
> ❹ **宿題を始めたら、ほめる**
>   「おっ！始めたね」(気がついていることを伝える)
>   「すぐ始めて、えらいね」(ほめる)
>   「5番までできたら声をかけてね」(関心を示す)
>
> ❺ **声をかけてきたら、ほめる、再び関心を示す**
>   「もうできたの？早いね」(ほめる)
>   背中にそっと手を当て、「どれどれ、見せて」(関心を示す)
>
> ❻ **宿題をしている最中にほめる**
>   「この字きれいに書けてるね」(ほめる)
>   子どもがお母さんのほうを見てきたらVサインを返して微笑みながらうなずき
>   「いいよ、その調子！」というメッセージを送る
>
> ❼ **終わったらほめる**
>   「がんばったね」「上手にできてるよ」(ほめる)
>
> ←時間の流れ

う。なかには行動を大きな一連の流れでとらえている方も少なくありません。行動を細かく分析することで、行動1つひとつをとらえる練習にもなるでしょう（例参照）。

② **視線・からだ**：大人が仁王立ちして上から見下ろしているような状態では、子どもは多少威圧感を感じてしまうかもしれません。ほめる時は子どもの目線に自分の高さを下げ、視線を合わせて声をかけましょう。遠くから声をかけるのではなく、子どもに近づいたり、場合によっては子どもを呼んでもいいでしょう。

③ **表情**：明るい表情でいましょう。ただ、いつも満面の笑みというのは大変でしょうから、笑顔が難しいときは少なくとも穏やかな表情をしましょう。

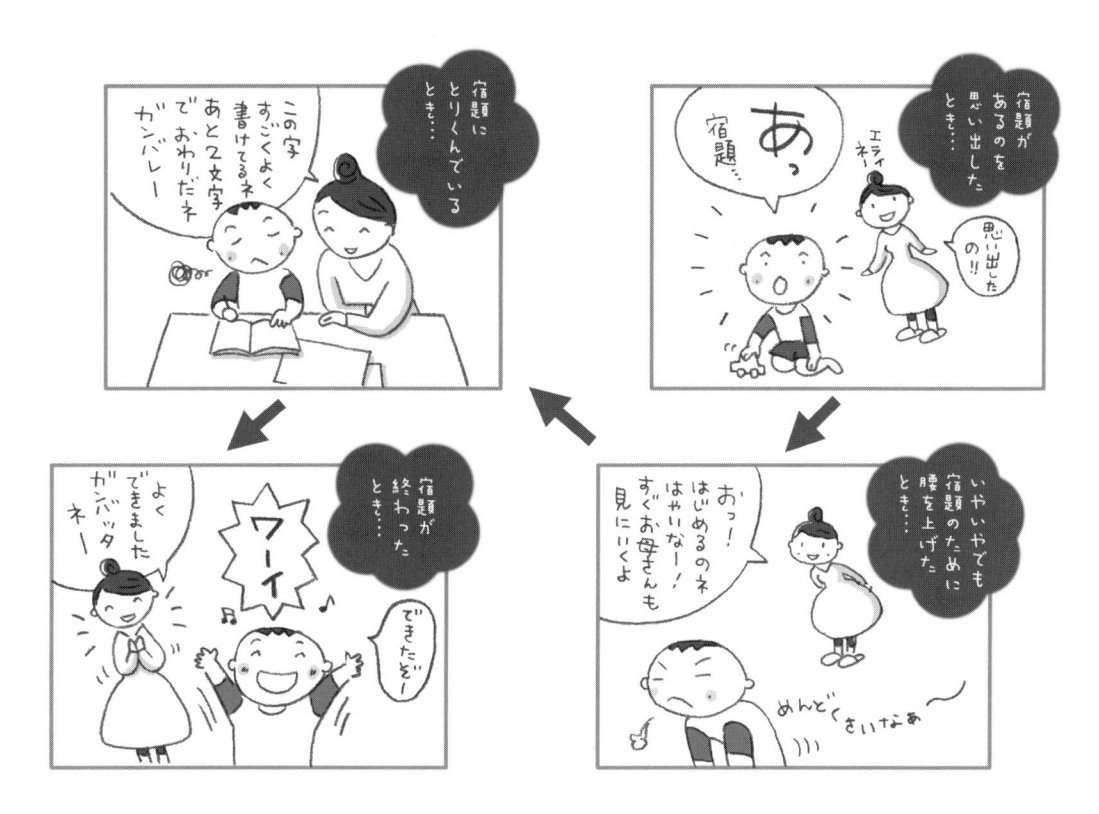

④ **声の調子**：穏やかで温かみのある声、明るい声で、お母さん（お父さん）が嬉しいと思っていることが伝わるような表情や声の調子を示しましょう。

⑤ **ことば**：大人は子どもに伝えたいことがいっぱいあるので、ほめようと思った時もついいろいろなことを言ってしまうものです。しかし、子どもは長々と言われると、何を言われているのかわからなくなる時があります。また、長々と話していると、大人のほうも「昨日もそうすればよかったのにね」などと皮肉やお説教が入ってくることもしばしばです。ですから、メッセージはシンプルに、短く、簡潔明瞭に、皮肉・批判は避けましょう。

⑥ **行動をほめる**：漠然と「いい子ね」「えらいね」と子どもをほめるのではなく、子どもができている行動を具体的に指摘し、ほめましょう。ほめ言葉の前に枕詞のように行動を付け加えることを意識します。子どもの行動を言語化して、その行動に気がついていることを伝えるだけでも十分です（例：「あ、宿題始めたんだね」）。そうすることによって子どもは何をしたらよいのか、どう行動すればほめられるのかを理解することができます。

また、漠然と「いい子ね」「えらいね」という声かけだけでは、「自分はいい子なんだ」「えらいんだ」と不当な万能感を抱く場合があります。

さらに、「いい子ね」「えらいね」とだけいってほめられ続けると、「いい子じゃないとダメ」「えらくない自分は価値がない」と考えることさえ起こってくる可能性もありますので注意が必要です。

セッション 2 肯定的な注目を与える 37

> **例**
> 「片づけが上手だね」〇
> 「お皿取ってくれてありがとう」〇
> 「我慢して止めたんだね」〇
> 「いい子ね」×→「静かに待ってるのね。いい子ね」〇
> 「えらいね」×→「ごあいさつが上手にできるんだね。えらいね」〇

⑦　**効果的にほめる**：子どもによっては人前で大げさにほめられることが好きな子もいれば、人知れずそっとほめられたい子もいます。要は子どもが「ほめられている」と感じることが重要なのです。子どもの性格や感じ方、年齢に合わせたほめ方を工夫していきましょう。

・**チアリーダータイプ**

ポンポンを振り回して「～できたね、やったね、すごいね」と派手にほめられることが好きなタイプの子どものことを「チアリーダータイプ」と私たちは呼んでいます。幼い子どもから小学校低学年の子ども、まだ重篤な二次障害を抱えていない子どもに多くみられます。人前で盛大にほめてあげましょう！

・**静かに認められたいタイプ**

派手に人前でほめられると居心地が悪く感じてしまうけれど、決してほめられて嫌な気持ちはしていないタイプ。年齢が高い子どもやほめられることに慣れておらず、不全感の高い子どもに多くみられます。そっと背中に手を当てたり、視線を合わせてVサインを送るなど、「見てるよ、気がついてるよ」ということをその子だけに伝わるように伝えていきましょう。なかには、外では人に知られないようにそっと認められたいけれど、家の中では派手にほめられたいタイプもいます。小学校高学年に多くみられます。

　それぞれの子どもたちが、どんな風にほめられたいのか、いろいろな場面でほめながら見極めていきましょう。

5．質疑応答　　0：55

　本日のテーマ「肯定的な注目を与える」の説明について保護者から質問を受けます。各保護者の疑問、とまどい、照れ、といったさまざまな思いを受け止めつつ、「まあ、とにかくやってみましょう！」と背中を押してあげましょう。

　しばしばみられる質問をQ＆A形式にまとめておきました。参考になさってください。

「肯定的な注目を与える」に関してよく出される質問 ＆リーダーがしばしば感じる疑問　Q&A

Q1　「えらいね」「いい子ね」といったほめことばしか出てこないのですが、それでは不十分ですか？

A1：おそらく「えらいね」「いい子ね」といったことばのなかに、お母さん（お父さん）の子どもに対する肯定的な思いがたくさん含まれているのだと思います。ただ、なかなか好ましい行動がとれない、どうしたらほめられるのかがわからない子どもにはただ単に「えらいね」「いい子ね」といわれても、何がよかったのか、どうしてほめられたのかが伝わりにくいものです。ですから、何をしたからほめられたのかがわかるように「もう宿題始めたの？えらいね」「妹におもちゃ譲ってあげたの？いい子ね」というように、具体的にほめていくことが大切なのです。

　また、子どもによってはただ単に「えらいね」「いい子ね」とだけ伝えると、「ぼく（私）はえらいんだ」「いい子なんだ」というような万能感を抱く子どもがたまに見受けられます。その子どもの存在そのものは常に肯定されるものではありますが、不当な万能感を抱かせてしまうことは好ましくないでしょう。あなたは常に大切な存在だけど、行動レベルで「その行動はよい」「その行動はよくない」といったことを適切に伝えていくためにも、具体的に行動をほめることが重要なのです。さらに、「いい子ね」「えらいね」とだけいってほめられ続けると、「いい子じゃないとダメ」「えらくない自分は価値がない」と考えることさえ起こってくる可能性があるので注意が必要です。

Q2　当たり前のことをしているのに、なぜほめなければいけないのですか？

A2：確かに、年齢的にみて当然と思える行動をしている場合、「こんなこと当たり前だから、ほめるほどのことではない」と考えてしまいがちです。ですが、子どもはほめられること（肯定的注目を与えられること）で、一層頻繁にその行動をするようになりますし、自分はお母さん（お父さん）に認められている、お母さん（お父さん）は自分のことを見てくれていると感じるようになります。そして多少、気持ちが乗らないこと、本当はやりたくないことに対しても、いつも自分のことを認めてくれているお母さん（お父さん）がいうことだから、やってみようかな…と協力的になり、結果として、好ましくない行動も次第に減っていくものです。これが「注目のパワー」なのです。

　親子のコミュニケーションをスムーズにし、よりよい親子関係を築くためにも、当たり前かもしれないけれども、減らしてほしくない好ましい行動に注目する、すなわち肯定的注目を与えることは、非常に重要なことなのです。

Q3　ずっとほめなければいけないのですか？

A3：ささいな行動、当たり前の行動と思えることにも肯定的な注目を与えましょう、といわれると、「とてもたいへん」「いつまでそうしなければいけないの？」という思いがわいてくるかもしれません。しかし、想像してみてください。大人になってもほめられないと歯が磨けない人はいませんよね。今、子どもにとってはいくつかの行動をとることが難しいために助けを必要としているのです。その助けこそがお母さん（お父さん）の注目の力なのです。お母さん（お父さん）にほめられる、認められることで、子どもは「自分はできる」「やれるんだ」と感じ、いつしかお母さん（お父さん）にほめられなくてもその行動は習慣化していきます。そして、いずれは自分で行動目標を設定して、自らそれをクリアし、自分で自分をほめることができるようになっていくのです。そのために今、一時だけ、子どもを支えるために大人が「ほめる」ことが必要なのです。

Q4　好ましい行動をしたのでほめようと思っても、次の瞬間にはすぐ叱られるようなことをしてしまうのでほめるのが難しいのですが…？

A4：多動・衝動性、転導性の高い子どもの場合、行動が次から次へと移っていくため、ほめるタイミングをとらえることが初めは難しいかもしれません。私たちの瞬発力を問われていると思って、ほめていきましょう。とにかく練習あるのみです！好ましい行動をした「瞬間」をとらえ、ほめる練習をしていきましょう。短いことばで簡潔に子どもに伝わるほめ方を心がけていくとよいでしょう。

Q5　今までほめたことがないのに、急にほめるとびっくりするのではないかと不安なのですが？

A5：ほめられ慣れていない子どもが急にほめられると、びっくりしたり、とまどった様子をみせることがあります。時には、「何いってんだよ」と少し怒ったようなそぶりをみせる子どももいるかもしれません。しかし、ほめられて嫌な大人がいないように、ほめられて嫌な気持ちのする子どもはいないはずです。よくよく様子を観察してみると、まんざらでもない様子だったり、単に照れくさくて照れ隠しに怒ったようなそぶりをみせていることもしばしばです。ほめられることに慣れさせてあげるぐらいの気持ちで、どんどんほめてあげましょう。

Q6 ほめてもあまり反応が返ってこない子なんですが…?

A6：ほめた時に子どもは嫌そうですか?居心地が悪そうにしていますか?子どもによっては、ほめられても明らかにうれしそうな様子を示さない子もいます。平静を装っているけれどもまんざらでもなかったり、心の中で、「よし!」と思っているのかもしれません。ほめられて嫌な気持ちはしないはずですから、しばらくほめ続けてみましょう。

　もう1つ考えられることは、もしかしたらお母さん（お父さん）のほめたい気持ちがストレートに子どもに伝わっていないのかもしれないということです。ほめているつもりがいつの間にか皮肉やお説教が混ざっているようなことはありませんか?「ほめるコツ」を使って、伝わりやすいほめ方を工夫してみましょう。

Q7 小学校4年生の息子に「授業中ちゃんと座ってるんだね。えらいね」とほめたところ、「当たり前だろ、僕もう小4だよ」といわれました。この子には「ほめる」は効かないのでしょうか?

A7：食事中、小さい子に「お行儀よく座っているね」とほめるとその子はうれしく感じるでしょうが、中学生に同じようにほめると、「当たり前でしょう!?ばかにしてるの?」と言われるかもしれません。ほめることはとても大切ですが、同時に、何をほめるかということもとても重要です。

　この小学4年生の子どもにとって授業中に座っていることはあまりにも当たり前のことだったので、ほめられても素直にうれしいとは感じなかったのかもしれません。その場合は、「この行動はこの子にとってはすでに当たり前の行動だったんだ」と理解し、さらに高度なことで子どもをほめられるように子どもの行動を観察していきましょう。

　子どもには「そうか、○○君にとっては、授業中座っていることはもう当たり前なのね。でも1時間座って授業を聞くのは大変だろうなぁ、とお母さんは思うから、○○君すごいなぁと思ったんだよね」と、小さい子扱いしたつもりはないのだけど、とてもよい行動だと思ったからついほめてしまったのよ、というように素直な気持ちを伝えましょう。そして、それ以降は、子どもにとって、今、ほめられたいこと、認められたい行動は何なのかを注意深く観察し、見つけ出していくことが必要です。

Q8 うちの子は大げさにほめられると嫌かもしれません。どうしたらいいでしょう?

A8：まずはやってみて子どもの反応を楽しみましょう。案外、大げさにほめられることを喜ぶかもしれません。でも子どもによってもタイプがありますから、どういったほめ方が子どもにとって効果的か、いろいろ試してみるとよいでしょう。

Q9 こんなほめ方、恥ずかしくて背中がこそばゆくなっちゃいます…？

A9：やっているうちに慣れてくるものです。「女優」「俳優」になったつもりで、まずやってみましょう。

Q10 ほめる方法の1つの「次の行動に誘う」がよく理解できないのですが…

A10：子どもがスーパーで「このお菓子買って‼」とだだをこねたとしましょう。この好ましくない行動には注目を与えずにいたら、だだこねを止めたので、何か肯定的な注目を与えたいと思っています。そういう時、「あきらめたのね。えらいね」というようにほめることもできると思います。しかし、そこまで評価はしたくないな、そんなことを言ったら「あきらめた訳じゃないよ！やっぱり買って！」と、まただだこねが始まりそうだ、と感じるようならば、だだこねは水に流して「このカート押してくれる？」「おうちに帰ったらヨーグルト食べようね」というように次の行動を促すとよいでしょう。そうすることによって好ましくない行動を上手に無視し、親子のよい循環のスタートにもっていくことができるのです。

Q11 私自身がほめられた経験があまりないので、難しくてほめることができないような気がするのですが…？ ことばがなかなか出てこないような気がします

A11：ほめることは実は、とても難しいことなので、初めはうまくいかなくて当然です。子どもが25％でほめられるように、大人も25％――ほめることに気づくだけでもOKなのです。初めはぎこちなくても大丈夫。とにかく、まずはやってみましょう！

Q12 当たり前のことでほめることに抵抗を感じるのですが…

A12：これまでのかかわりでは、どうしてもできない点に注目をし、できていることには注目を向けない傾向にあったかもしれません。そういったかかわりをしてきている保護者がすぐに「ほめる」ことを身につけられるかというと、必ずしもそう簡単にはいかないものです。具体的にほめることに対して難しさを感じている場合もあるでしょう。「ほめられない」「ほめることに抵抗を感じる」という感覚を否定したり、非難することなく、「どうしてこんなことまでほめなくちゃいけないんだって感じますよねぇ」と共感しながら、再度、ほめることの意味について伝えていきましょう。

Q13 保護者のあげたほめる行動の要求水準が高い場合は？

A13：まずは、保護者の思い、価値観、要求水準の高さを否定せず、そう感じている保護者を受け止めましょう。そのうえで、今目の前にいる子どもが、その行動がとれるか、そして保護者がほめてあげられそうか、尋ねてみましょう。保護者が自ら、子どもの現状に気づき、ほめられそうな現実的な行動に気づけるようになることこそ、日々のなかで、小さな成功に気づけるようになる第一歩といえます。

Q14 曖昧なほめ方でほめようとする場合は？

A14：「えらい」「すごい」といったこれまで行っていた曖昧なほめ方がつい口をついて出てしまうことがあります。そのこと自体を否定する必要はありません。「そこでほめたんですね、すごい！」と保護者が好ましい行動を見つけたこと、それに対してほめたという行動を肯定的に評価しましょう。そのうえで、「えらい」のは何をしたからえらいのか、「すごい」のは何をしたからすごかったのかを具体的にほめ言葉のなかに盛り込むよう、促していきましょう。

（例）
「えらいね」→「歯磨き始めて、えらいね」

6．ロールプレイ　　1:00

ただ「ほめましょう」といわれても、ことばや行動がスムーズには出てこなくて、初めはなかなかうまくいかないものです。「ほめる」こと、そしてこれから学ぶ「無視」「指示」なども保護者にとってはすべて初めて知るスキル（技術）です。スキルは頭で理解しているだけで身につくものではありません。レジュメや本を読んだり、説明を受けて、なんとなく理解したような気持ちになっていても、実際の子どもを前にするとなかなかタイミングよく適当なことばが出てこないものです。まずは練習をして、からだで覚えていくことが重要です。そこで本セッションからは、積極的にロールプレイに取り組んでいきます。ご家庭の具体的な場面や子どもの様子を思い浮かべながら取り組んでいくと効果的でしょう。

●ロールプレイの手順

① まず、最初にロールプレイをしていただく方を決めます。
② ほめる行動をホワイトボードのなかの「好ましい行動」から、あるいは保護者の希望

を伺って1つ選びましょう。あくまでもこれは練習ですので、あまり複雑な状況や行動は選ばないことがコツです。どうしても保護者が難しそうな行動をあげてきたら、「今日は、初めてほめる練習をするので、やりやすいところからやってみましょう」といって、事前にリーダーのほうで用意しておいたロールプレイ用の行動を伝えてやってもらいましょう。

　　（例）「おはよう」とあいさつする、ゴミをひろう、連絡帳を母親に渡す、着替えを始めるなど

③　選んだ行動に対して、保護者がいつもどのように反応しているか、いつもの様子について確認しましょう。「特に何も言いません」「当たり前なので、反応らしい反応は示していません」「子どもがそうしたときにはその場にはいません」といった反応が返ってくることが多いようです。

④　保護者が母親（または父親）役、サブリーダーが子ども役になり、フロアで「いつもの様子」をロールプレイで再現してもらい、サブリーダーはできるだけ対象となった子どもをイメージして子ども役を演じましょう。恥ずかしがるお母さんには、「女優になった気持ちになってやってみましょう！」と明るく声をかけ、和やかな雰囲気のなかでいつもの様子を演じるよう促します。

⑤　保護者が子ども役、サブリーダーが親役に役割を交代し、「ほめ方のコツ」を用いて、好ましい行動に対して「ほめる」見本を示していきます。

⑥　子ども役を演じた保護者に、ほめられてみてどんな感じがしたか、感想を尋ねてみましょう。「ほめられるとやっぱりうれしいですね」「目を合わせて改めていわれると、すごく伝わってきますね」といった感想が返ってくることが多いようです。伝わるほめ方をされる経験をしていただくことは、ほめる意欲を引き出すためにもとても重要です。

⑦　同じ保護者に、もう一度親役になってもらい、今度は「ほめ方のコツ」を用いてロールプレイを行っていただきます。その際、子ども役は別の保護者に演じてもらいましょう。そして、まずは子ども役の保護者に感想を聞き、続いて「ほめ方のコツ」を用いてロールプレイを演じた親役の保護者にやってみての感想を尋ねます。

　　子ども役の方からは、ほめられてうれしい気持ち、穏やかな気持ち、少なくともいやな気持ちはしなかった、ということがよく語られます。親役の保護者からは「こうやればよかったんですね」といった前向きなコメントから、「難しそう」「うちではなかなかすぐにはできそうにないわ」といったネガティブな感想までさまざまな感想が聞かれます。初めてのロールプレイで保護者の方の照れやとまどいも強いと思われます。まずは勇気をもってがんばって取り組まれている点を評価していきましょう。

⑧　子ども役をやった保護者が今度は親役になり、別の保護者が子ども役を行います。できれば時間内に全員が1回ずつ親役と子ども役で順番にロールプレイを体験できると好ましいでしょう。そして、毎回、ロールプレイを演じた子ども役と親役の保護者に感想を尋ねてみましょう。

⑨　リーダー、サブリーダーは、それぞれのロールプレイの様子を観察し、よい点を具体的に指摘し、保護者をほめ、ねぎらいましょう。そのうえで、修正すべき点があれば、穏やかに伝えていきます。

7. 宿題の説明　　1:15

次回までに子どもの行動を観察し、「好ましい行動」が出たらすかさずほめる練習をし、それらを記録していただきます。ほめることを習慣づけるためには、まず練習してみることが大切です。はじめはぎこちなくて当然。子どもの反応を楽しんでみましょう！と促しましょう。

8. スペシャルタイム　　1:20

「スペシャルタイム」とは、保護者と二人きりで、子どもが好きなことをして遊べる時間のことです。スペシャルタイムの間、遊びの主導権は子どもにあります。保護者は受容的に、非指示的に子どもにかかわります。この時間を利用して、子どもがどういう遊びをしているのか、どういうことを好むのかなどを観察していただきます。そして、子どもの好ましい行動を見つけて、ほめるチャンスを手に入れ、ほめる練習をしてもらいましょう。

1　スペシャルタイムのつくり方

●時間を見つける

邪魔が入らず、保護者の気持ちにゆとりのある時間で、子どもと二人になれる時間を探しましょう。時間は15〜20分間が適当です。これ以上長いと、保護者のほうが疲れてしまい穏やかに非指示的にかかわることが難しくなるものです。また、それよりも短いと保護者も子どもも一緒に遊んだといった感じをもてないかもしれませんし、もしかしたら子どもをほめる前に終わってしまうかもしれません。

　何時ごろ、何曜日に、あるいは週何日ほど取れそうか検討していただきましょう。
　　（例）
　　　時間：朝食の後、帰宅後、夕食後、寝る前、学童クラブからの帰り道など
　　　曜日：毎日、週3回、週1回など

●必ずすること

①事前に子どもに伝える

「『スペシャルタイム』っていうのをやってみようと思うんだ。これは○○君とお母さんが二人きりで一緒に、○○君の好きなことをして遊べる時間だよ」といったように「スペシャルタイム」を設けることを事前に子どもに伝えます。

②事前に親子で時間を決める

可能な時間に可能な範囲で設定しましょう。1回当たりの時間は15～20分間が適当です。

③遊びの内容や遊び方など、子どもに主導権を与える

普段、子どもと遊んでいる時には「これはこうしたほうがいいよ」「そのやり方はよくないなぁ」など子どもに指示や注意を与えているものです。しかしスペシャルタイムの間は、子どもの好きなことを子どものやりたいやり方で進めることを受け入れましょう。つい何か言いたくなるかもしれませんが、そこはぐっとこらえて、子どもの遊びを観察し、「あ～そんなふうに感じてるんだ」「なるほどそうやって遊ぶのが楽しいんだ」といったことを発見していきましょう。

④好ましい行動を見つけて、ほめる練習をする

子どもの行動を観察し、好ましい行動を発見し、ほめる練習の時間にしましょう。些細なことでいいのです！積極的にほめていきましょう。

⑤好ましくない行動は無視する

子どもに主導権を与え、受容的に接しようとしても、「親を叩く」「ボールをぶつけてくる」「物を投げて壊す」など、なかには保護者が受け入れられない行動もあるかもしれません。そのような行動が続く場合は、行動を続けていたらスペシャルタイムを中止することを予告し、それでも子どもが続けたらその場でスペシャルタイムを中止します。

● 遊びの選び方

子どもが望む遊びで、相互にやり取りができる遊びが望ましいでしょう。

・適当な遊び：ボードゲーム、カードゲーム、クイズ、サッカー、キャッチボール、鬼ごっこ、お絵かき、パズル、ブロック、お人形さんごっこなど
・適当でない遊び：テレビゲーム、テレビやビデオを観る、勉強、危険なこと、物を壊すことなど

● 保護者がしてはいけないこと

「～したほうがいいよ」「～しなさい」「～しないとだめじゃない」といった指示や命令、「～はよくない」「へただなぁ」などといった批判的・否定的なコメントは避けましょう。

また、子どもがゲームでずるをしたり、突然ルールを変えたりしても、無視をしましょう。「ゲームでずるをしてはいけない」といった教育的な指導は別の機会に与えます。

ご家庭によっては、子どもの人数が多く、一人ひとりにスペシャルタイムの時間を確保

する時間的余裕がない、二人きりになれない、仕事が忙しくて時間にも気持ちにも余裕がないなど、スペシャルタイムを実施することが難しい場合もあるでしょう。そういう場合は、無理をしてスペシャルタイムを実施する必要はありません。「スペシャルタイム」に関しては宿題にはせず、「やれそうだったら、やってみてください」「でもやれると色々発見があって面白いかもしれませんよ」といったように、紹介程度に留めておきましょう。

「スペシャルタイム」に関してよく出される質問　　　
＆リーダーがしばしば感じる疑問　Q&A

Q1 時間はいつでもいいのですか？

A１：子どもと二人になれて、ほかから邪魔が入らず、気持ちにゆとりのある時間であればいつでも結構です。

Q2 子どもには何も言わないで、親のなかで、「この時間はスペシャルタイム」と思ってやってみたのですが…

A２：事前に子どもには宣言してから始めましょう。日常生活のなかでは、どうしても子どもに指示や注意をせざるを得ないものです。ですが、このスペシャルタイムのなかでは保護者は指示をせず、受容的に接します。子どもにとってはとても楽しい時間になるはずです。しかし、同じ行動に対して指示や注意をされない時があるかと思えば、突然、指示や注意をされるというようなことが度重なると、子どもはその行動をとっていいのか、いけないのか混乱し、保護者の顔色を伺ったり、不安になったりするものです。ですから、スペシャルタイムを実施する際には、事前に宣言し、明確に枠づけをすることが大切なのです。枠づけをすることによって、設定された時間のなかでは子どもに主導権が渡され自由に楽しく遊ぶことができますが、それが終了すればいつもの親子関係に戻って指示されたり意見をされることもある、ということが子どもに伝わりやすくなるのです。

Q3 時間や曜日は事前に設定しなければいけませんか？

A３：事前に設定できたほうが望ましいでしょう。事前にスペシャルタイムを伝えておいてもらえれば、子どもは見通しをもつことができます。突然、スペシャルタイムを設定されても子どもが応じられない場合もありますし、不定期だと次にいつスペシャルタイムが設けてもらえるのか子どもが不安になってしまうかもしれません。また、事前に時間を設定し伝えておけば、子どもが時間の延長を望んだり、遊びが終われない時でも終了を宣言しやすいですし、時間通りに終われれば、そこでまた子どもをほめることができます。

Q4　設定時間は短くても長くてもいいのですか？

A4：1回当たりの設定時間は15〜20分間ぐらいが適当です。5〜10分間ぐらいだと時間が短く、子どもも保護者も遊んだという感覚をもちにくいようです。一方、30分以上だと、保護者にとっては指示も意見もせずに子どもの行動を肯定的に、受容的に観察し続けることが負担になり、とても疲れてしまいがちです。結果として、子どもについつい指示をしてしまったり、怒ってしまったりしてせっかくのスペシャルタイムが「スペシャルタイム（特別な時間）」でなくなってしまう恐れがあります。

Q5　時間は延長してもいいですか？

A5：保護者も子どもも楽しい時間を過ごし、多少の時間延長をしても時間的にも心の余裕的にも大丈夫という状況であれば、多少、時間を延長してもよいでしょう。その際には、「今日は時間があるから、あと10分だけ延長しようね」ときちんと宣言して延長するようにしましょう。ただ漫然と時間を延長すると枠づけが曖昧になり、子どもはいつまで受け入れてもらえるのか、昨日はよかったのになぜ今日はだめなのかと混乱してしまうかもしれません。また、保護者のほうも終了の時間が決まっていないとイライラしてきて、つい小言をいってしまうかもしれません。「明確な枠づけのなかでならある程度の自由が約束されている」ことが重要なのです。

Q6　きょうだいがいるのですが、一緒に遊んではだめですか？

A6：可能であれば子どもと二人きりのほうがスペシャルタイムとしては好ましいでしょう。というのも、きょうだいがいるとどうしても指示をしたり、叱ったりすることが生じてきやすいうえに、子どもも親が自分を見てくれている、ほめられているといった特別感を抱きにくいからです。その間はご家族の方やどなたか協力してくださる方にほかの子どもを見ていただくなど、周囲の方々に協力してもらい、短くてもよいのでそういった時間をどこかで確保できないか検討してみてください。

Q7 どうしても時間が取れないので、お風呂の時間や寝る前に本を読んであげる時間をスペシャルタイムにしてもよいですか？

A7：子どもが望んでいて、かつ指示することがあまり生じないようでしたら、そういった時間をスペシャルタイムとして利用するのも１つの方法です。

Q8 広汎性発達障害のある子どもなのですが、相互的な遊びがなかなかできません。一人でおもちゃで楽しそうに遊び、話しかけても聞いているのか、いないのかよくわかりません。仕方がないので時間がくるまで見ていて、時間がきたら「はい、時間だからおしまいだよ」というと、「あー！楽しかった、またスペシャルタイムしたい」といいます。どう理解したらいいのでしょうか？

A8：自閉症をはじめとする広汎性発達障害のある子どもは、相互的にやり取りをすることが苦手です。しかし、決してそばで保護者が受容的に見守り、かかわってくれることを嫌がっているわけではなく、むしろそのかかわりをうれしく思っているということも少なくありません。

　この子どもの場合も、一見すると一人で遊んでいるようにしかみえませんが、おそらく保護者がそばにいることを楽しんでいたのだと思われます。こういったタイプの子どもに対しては、そばで子どもの行動や遊びを観察し、それらを実況中継するように声をかけてあげるとよいでしょう。自分が取り組んでいる遊びに適切な声かけをされることで、ことばが耳に届き、保護者が関心をもってかかわってくれていることが子どもに伝わりやすくなるようです。また、保護者と安心できる、あるいは楽しい経験を重ねることで、子どものほうから保護者に話しかけてきたり、何らかのかかわりを求めてくるようになる、ということも、少なくないようです。

Q9 ひとりっ子なのでいつも一対一で遊んでいるのですが、改めてスペシャルタイムを設けたほうがいいですか？

A9：改めて「スペシャルタイム」として枠づけすることで、普段とは違う遊び方、時間の過ごし方ができるようです。一度試してみてください。

9．全体を通しての質疑応答　　　1:25

全体を通しての質問を受けましょう。

10. 宿題の説明　　　　1:28

　宿題「好ましい行動をみつけ、ほめましょう」の説明をします。
　子どもの行動を観察し、好ましい行動に対して、実際にほめていただき、記録してきてもらいます。そして、子どもがほめられてどのような反応を示していたかもメモしてきていただくとよいでしょう。

11. 前回の宿題の回収　　　　1:30

　前回（セッション１）の宿題「子どもの行動を３種類に分けましょう」のプリントを回収します。

> **このセッションを終えて**
>
> 　お疲れさまでした！これでセッション2は終わりです。
> 　今回は「肯定的注目を与える」『スペシャルタイム』というセッション全体を通してもとても重要な内容でしたね。ただ、まだグループが始まって2回目のセッションです。保護者の方々もリーダーも手探り状態ですから、「なかなか保護者の理解が進まないなぁ」「うまく伝わっているかなぁ」という感想をもつリーダーも多いかもしれません。今後のセッションでも繰り返し、このセッションの内容には触れていきますので、1回のセッションのなかだけですべてを理解していただくことを目指す必要はありません。安心して取り組んでいきましょう。
> 　ただ、保護者を「ほめる」ことだけは忘れず、心がけていくようにしましょう！
>
> **このセッションのPoint**
> ★子どもの好ましい行動を増やすためにほめましょう！
> ★パーフェクトを待たず、25%でほめましょう
> ★「ほめる」（＝肯定的注目）には、励ます、感謝する、興味や関心を示す、気づいていることを知らせるなどいろいろなバリエーションがあります

レジュメ（例）

> セッション2．肯定的な注目を与える

1. 前回の復習＆宿題
   ・「行動」を3つに分けることは難しかったですか？
   ・それぞれどういった行動がありましたか？

2. 肯定的な注目を与える　①子どもはいっそう頻繁にその行動をするようになります
   ②子どもは認められていると感じるでしょう
   ⇒③ほかのことでも協力的になっていきます

   > 肯定的な注目
   > ☆ほめる　☆励ます　☆その行動に気づいていることを知らせる　☆ほほえむ
   > ☆感謝する　☆興味や関心を示す　☆そっと肩に触る　☆次の活動に誘う

3. 「ほめ方」のコツ
   ①タイミング　　：課題が完全に終わった時だけほめるのではいけません
   　　　　　　　　してほしい行動を始めた時、しようとしている時、している時、指示にすぐに従っている時、してほしくない行動をしていない時…できるだけ早く
   　　　　　　　　パーフェクトを待ってはいけません。25％でほめましょう
   ②視線・からだ　：視線を合わせて。子どもに近づく、あるいは子どもを呼んで
   　　　　　　　　子どもと同じ目の高さになる
   ③表情　　　　　：穏やかな表情
   ④声の調子　　　：穏やかで温かみのある声、明るい声
   　　　　　　　　気持ちがよい、うれしいと感じていることを表す
   ⑤ことば　　　　：メッセージは短く、簡潔明瞭に、皮肉・批判は避ける
   ⑥行動をほめる　：子どもをほめるのではなく、**子どもの行動**をほめる
   ⑦効果的にほめる：子どもの性格や感じ方、年齢に合わせたほめ方を

4. 宿題「好ましい行動を見つけ、ほめましょう」

5. スペシャルタイム
　・子どもと親が一緒に楽しめる時間
　・子どもがどういう遊びをしているのか、どういうことを好むのかを観察する
　・あなたの好きな行動、増やしたい行動を見つけて、ほめるチャンスを手に入れる

スペシャルタイムのつくり方
①時間を見つける

　　子どもと二人になれる時間、ほかの邪魔が入らない時間、気持ちにゆとりのある時

②必ずすること

　　☆スペシャルタイムを設けることを事前に子どもに伝える
　　　　↳「お母さん（お父さん）と二人きりで、子どもが好きなことをして遊べる時間」
　　☆事前に親子で時間を決める（設定日時：可能な時に可能な範囲で　時間：15〜20分）
　　☆子どもに主導権を与える（遊びの内容、遊び方、など）
　　☆ほめる行動を見つけて、ほめる練習をする
　　☆好ましくない行動は無視する（続く時には予告し、スペシャルタイムを中止する）

③どんな遊びを選ぶか…子どもが望む遊び、相互にやり取りができる遊び

　　※テレビゲーム、テレビ、ビデオ、勉強は×

④保護者がしてはいけないこと…

　　☆指示や命令

　　☆批判的、否定的なコメント

　　☆教育的な指導（「ゲームでずるをしてはいけない」などは別の機会に教える）

宿題：好ましい行動を見つけ、ほめましょう

名前＿＿＿＿＿＿＿＿＿＿＿＿＿　　子どもの名前＿＿＿＿＿＿＿＿＿＿

日時	ほめた行動	どのようにほめたか	お子さんの反応
例） 5月23日 （日）	例） 歯磨きをはじめた	例） ・歯磨きはじめたんだね、たろう ・1人で歯磨き始めたの？えらいね、たろう	例） ・ニコニコしながら歯を磨きその後すぐパジャマを着た ・まんざらでもない様子

セッション 3

好ましくない行動を減らす①
―上手な無視の仕方―

> **Introduction** 今回は、「無視」という少し難しいテーマを扱います。前回の肯定的注目（ほめる）に比べると、「無視」という言葉のもつさまざまな意味合いから誤解が生まれたり、取り組み自体に抵抗を感じる保護者がいるかもしれません。しかし、リーダー・サブリーダーはこの「無視」の本質的な意味と正しい使い方、「無視」が親子の悪循環を断ち切るために効果的な方法であるということを認識し、保護者にしっかりと伝えていきましょう。また、引き続き「ほめる」ことが重要であることも強調していきましょう。

1．本日のレジュメの配布

セッションが始まる前に、レジュメを配布します。今回は「好ましくない行動を減らす①―上手な無視の仕方―」のシートと宿題シート「子どものよいところをキャッチする」を配ります。

2．前回の要点の確認　　　　　　　　セッション開始 0：00

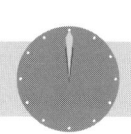

セッション2の要点を簡単に説明し、内容をふりかえります。前回のセッションで学んだ内容を思い出してもらい、誤解なく宿題に取り組めたかも確認し、これからのコメントを引き出す準備をします。

●説明のポイント

① 子どもの好ましい行動を増やすためにほめましょう！
② 「ほめる」(＝肯定的注目）にはどのようなものがあるか
③ 「ほめる」コツとは…

3. 前回の宿題　　　0:05

1　宿題に取り組んでみての感想を伺う

　宿題で取り組んできていただいた内容について保護者に順番に発表してもらいましょう。その際、すぐに内容を伺っていくのではなく、前回のセッション同様、まずは宿題に取り組んでみての感想を引き出していきましょう。保護者が感じたことやご家庭での様子をグループで共有するところから始めると、発言がスムーズに進んでいくようです。

2　保護者にほめた子どもの行動と、どのようにほめたかを報告してもらう

　子どものどのような行動を、保護者がどのようなことばで、どんなふうにほめたのか、具体的に1つずつあげてもらいます。その時に、ほめた後の子どもの様子も聞いてみるとよいでしょう。

　サブリーダーは保護者の発言を聞きながら、以下のような表にまとめ、ホワイトボードに板書していきましょう。その際の注意点は、セッション2を参照してください。

ホワイトボード記入（例）

保護者名	ほめた行動	どのようにほめたか	子どもの反応
Aさん	宿題に取りかかった	「宿題、もう始めるんだね」と笑顔で言った	「まあね」と少し照れた様子
Bさん	おもちゃを片づけた	「きれいになったね、ありがとう」と両親で言った	ニコニコしていた
Cさん	歯磨きを文句を言いながらもやった	「きれいになるね」と頭をなでた	少し驚いた様子だった
Dさん	明日の学校の準備をし始めた	「えらいね」と言った	黙ったまま準備をしていた

3　宿題内容をふりかえり、保護者が上手にできている点に対して肯定的注目を与え、必要に応じて修正点を伝えていく

　リーダー・サブリーダーは、ホワイトボードに記入された内容を読み返しながら、保護

者が上手にほめられていること、些細に思えるようなことでも子どもの行動を見逃さずにほめている点などを評価していきましょう。

保護者のなかには「うまくほめられなかった」と感じている方も少なくありません。しかし、まだまだ練習を始めたばかりです！ほめることはこの後もずっと練習を重ねていくことなので、この段階でうまくできていなくても心配しないで構わないことを伝え、「ほめるって案外難しいですよね」と保護者の気持ちに寄り添っていきましょう。

もし、この時点で保護者のほめ方に気になる点があったとしても、すぐに指摘はせず、保護者が言った通りの形で板書するようにしましょう。発言のたびに宿題内容を修正されると、「間違ってはいけない」と萎縮してしまい、発言しにくくなるかもしれません。気になる点については、ロールプレイの際や板書したものをふりかえる機会に触れましょう。また、発言が出そろったところでふりかえることで、保護者自らに気づきが生まれたり、ほかの保護者からの指摘により、より具体的で身近な意見が出てくるかもしれません。

4　質問を受ける

実際に、ご家庭で「ほめる」に取り組んだことによって、改めてわいてきた疑問や感じた難しさがあるかと思います。保護者の気持ちに寄り添いながら、質問に答えていきましょう（p.39のQ＆A参照）。

5　報告であがってきたほめた内容を実際にロールプレイでやってみる

実際に保護者がどのような表情で、どのような口調で、子どもからどれくらいの距離でほめたのかを、改めてその場でやってもらいましょう。実際に再現してもらうことによって、それぞれのほめ方の特徴を理解しやすくなり、より具体的に保護者をほめたり、修正点をあげたりすることができるようになります。

前回初めてロールプレイをやったばかりですから、まだまだ保護者のなかには緊張や照れがあるかもしれません。前回のセッションで上手にロールプレイをされた方がいれば、その方から声をかけてみるのもいいかもしれません。

6　スペシャルタイムを実際に試みた方がいるか伺う

スペシャルタイムは、時間を確保することが難しく、実施することができない保護者の方もいらっしゃいます。ですから、必ずしもやってこなくてはいけない宿題ではありません。もしやってみたという方がいた場合には、以下の点について伺ってみましょう。

スペシャルタイムを…
・どんな時間帯にやってみましたか？
・やってみて、子どもの様子はどうでしたか？
・子どものやりたいこと、やり方に従って一緒に遊ぶというのはどうでしたか？キツくはありませんでしたか？

- いつもの遊びの場面で相手をしている時とは何か違いましたか？

これまでにあがっていたスペシャルタイムの例には、以下のようなものがあります。
- 宿題が終わった後、お兄ちゃんが帰ってくるまでの二人きりの時間にお絵かきやゲームをする
- 朝、登校前にカードゲームをする
- お風呂の時間にしりとりをする
- 夕食後に人生ゲームをする
- 通院途中の車の中でおしゃべりする

ご家庭によって、家族構成によって、スペシャルタイムのもち方、設定の仕方はさまざまです。前回のセッションで説明したポイントをおさえたやり方であれば構いません。大切なのは「子どもと二人きりで時間がもてているか」「子どものいい所を探し、ほめる機会にできているか」という点です。

実際にスペシャルタイムをされた保護者にお話を伺ってみると、「意外と楽しかった」「（子どもが）こんなに好ましい行動をたくさんするんだ、こんな遊びが好きだったんだ、と改めて感じた」などと、うれしい発見をされる方が少なくありません。また、スペシャルタイムは、子どもにとって楽しい時間になっているようで、「今度はいつ？」と待ち遠しい感じをもつこともしばしばです。可能であれば、このセッション以降もそれぞれのご家庭のペースでスペシャルタイムを継続して取り組んでいただけると望ましいでしょう。

4．本日のテーマ「上手な無視の仕方」　　0：50

このセッションでは、3種類に分けた子どもの行動のなかの「好ましくない行動」に対して「無視する」方法を学びます。無視という言葉はとても強い印象を与えますが、実際に無視するということはどういうことなのか、子どものどういった行動をどのタイミングでどのように無視するのかを具体的に学んでいきます。

保護者のなかには、「これまでにも子どもの行動を『無視』したことがある」「『無視』は得意です」とおっしゃる方がいるかもしれません。保護者のおっしゃる「無視」と、今回学ぶ「無視」がどのような点で異なっているかを感じていただきましょう。

ほめることがうまくできるようになると、不思議なことに無視する行動も自然に減っていきます。また、無視はほめることが上手にできていてこそ、効果を発揮するものです。今回のテーマは無視ですが、常にほめることを念頭に置きながらセッションを進めていきましょう。

1　無視する

子どもの好ましくない行動を減らすために、子どもが今やっていてやめてほしい、減ら

してほしいと思う好ましくない行動が現れたら、その行動を無視しましょう！

　無視というと、とても冷たい印象をもたれるかもしれません。しかし、ここでいう無視とは「否定的な注目を取り去り、好ましい行動を待つ」、つまり「見て見ぬふりをしながら、好ましい行動を待つ」ということです。今までは、好ましくない行動が起こった時、保護者は叱ったり、お説教したり、しかめっ面をしたり、といった否定的注目を与えていたかもしれません。しかし、そういった否定的注目を与えることをやめ、子どもが好ましくない行動をやめたり、あるいは代わりにとってほしい好ましい行動が出るのを、素知らぬ顔で待つのです。あくまでも子どもの好ましくない「行動」を無視しているであって、決して子どもの「存在そのもの」を無視しているわけではないのです（子どもの存在を完全に無視することは虐待の一種です）。無視は子どもの行動を変化させる強力な方法であるとともに、親子の悪循環を避けることのできる効果的な方法にもなります。

　次に、とても重要なポイントは、無視の後、子どもが好ましくない行動を止めたら、あるいは代わりにとってほしい好ましい行動が出たら、すかさずほめるということです。無視することによって、好ましくない、してほしくない行動を減らし、具体的にほめることによって、保護者が代わりにどんな行動を望んでいるかを子どもに伝えることができるのです。

　しかし、一度無視を始めると、一時的にその行動が悪化する可能性があることを保護者には伝えておきましょう。なぜなら、普段ならその行動をすれば、保護者は子どもに即座に反応して、怒ったり近くに寄って行ったりするはずだからです。子どもとしては「あれ？　おかしいな、いつもならお母さん（お父さん）はこれで僕（私）のところに飛んでくるはずなのに…。よし、もう少し大きな声を出してみよう！」という具合です。しかし、大切なのは、子どもの行動がヒートアップしても、そこで反応してしまわないようにすることです。「あぁ、これくらいやれば、結局、お母さん（お父さん）はこっちを向いてくれるんだ」と子どもの好ましくない行動をさらに強化してしまうことになります。ですから、一度無視をしたら、その無視は徹底することが大切です。徹底しない無視は、かえってその行動を増やしてしまうことにつながります。

| 好ましくない行動 | → | 無視（否定的な注目を与えないで待つ） | → | 好ましい行動 | → | ほめる |

2　無視のコツ

　では、子どもの好ましくない行動をどのように「無視」したらいいのでしょうか？これまで思っていた無視と、このプログラムで扱う「無視」はどこがどのように違うのでしょうか？ここでは具体的な無視の仕方、効果的な無視の方法についてくわしく解説していきます。

①**タイミング**：好ましくない行動が始まったらすぐに無視しましょう。否定的注目を与え

てからでは、いくらその後に無視をしても、保護者の否定的な思いが伝わってしまいます。好ましくない行動が始まったらすぐに無視をしましょう。

②**視線・からだ**：子どもと視線を合わせないようにして、子どもに注目していないことを示しましょう。雑誌を見てもいいですし、天井を見ていてもいいでしょう。部屋に散らばっている新聞や洗濯物を片づけるというのでもいいでしょう。とにかく、子どもの行動に注目していないこと、興味がないことを表面的には示しましょう。そのためには、子どものほうを見ずに、からだの向きを変え、子どもに背中を見せるとよいかもしれません。

③**表情**：普通で無関心な表情を示します。これはとても難しいかもしれません。しかし、イライラした表情を示したり、眉間にしわを寄せたりしていると、無視をしているつもりでも、保護者の否定的な気持ちが子どもに伝わってしまうものです。

④**感情**：表面上はまったく感情を示しません。もちろん内面ではイライラしていても当然ですし、今にも怒り出してしまいそうなのかもしれません。しかし、ここが我慢のしどころです。何かほかのことに注意を向けて、感情をコントロールしましょう。

⑤**メッセージ**：「怒ってるよ」「気づいてるよ」といったネガティブなメッセージが何も伝わらないようにしましょう。何も言いませんし、素振りすらみせません。ため息をついたり、イライラした様子で歩き回ったりすることもしないようにしましょう。

⑥**ほめる準備をする**：無視をしながら、子どもが好ましくない行動をやめて、好ましい行動を始めるのを素知らぬ顔で観察しながら待ちましょう。そして、少しでも好ましくない行動が収まったり、別の好ましい行動がみられたら、すぐに無視を止めて肯定的な注目（ほめる）を与えましょう。

無視をしている間は、常に子どもの行動へのアンテナを立てておきますが、気にしていないふりをして別のことをしています。雑誌を読むふりをしたり、洋服のしわを直すふりでもいいでしょう。テーブルの上の片づけを始めてもいいのです（たとえ散らかっていなくても！）。これが④の感情をコントロールする助けにもなります。子どもの行動に注意を向ける代わりに別のことに注意を向けている（ふりをする）のです。

5．質疑応答　　1:10

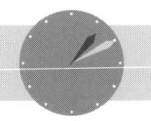

本日のテーマ「上手な無視の仕方」について保護者から質問を受けます。
しばしばみられる質問をQ&A形式にまとめておきました。参考になさってください。

「上手な無視の仕方」に関してよく出される質問 ＆リーダーがしばしば感じる疑問　Q&A

Q1　「無視する」ということは子どもを傷つけることになるような気がするのですが…。ひがんだり、「お母さん（お父さん）は僕のこと好きじゃないんだ」と言われそうで心配です

A1：大切なのは子どもの「行動」を無視するということです。決して子どもの「存在そのもの」を無視するのではありませんし、感情的になって子どもに罰を与えていることとも違います。これは、好ましくない行動を減らすための効果的な技術（スキル）なのです。

　これまでは子どもの好ましくない行動に間髪いれずに否定的な反応を示してきたのですから、親が無視をすると、当然子どもは「あれ？」と思うでしょう。しかし、ある一定の年齢の子どもであれば、親がなぜ反応してくれないのかに気がつくでしょう。ですから「もうお母さん（お父さん）は僕のことが好きじゃないんだ」というような言葉が出るのは、そう発言することでお母さん（お父さん）の注目を引こうとしているのかもしれません。しかし、ここで子どもの言葉にのって注目したり、無視したことをこちらが後悔しているような素振りをみせてしまっては、せっかくの無視の効果が半減してしまいます。

　また、子どもが無視されたことでひがんだりイライラしたりしたとしても、無視した後にしっかりとできたことを具体的にほめれば大丈夫です！子どもはどうすべきかが理解でき、親に認めてもらえている実感や自分はできるという感覚をもてるので、問題はありません。そういった意味でも、無視の後にほめることが大事で、決して無視のしっぱなしはしてはいけないのです。

Q2　無視をしたら「なんで無視するんだよ」と言われそうです

A2：これまでに子どもにしてきた反応とは違った反応をするのですから、子ども自身もとまどうことがあるでしょう。まったく興味を示してもらえないことに驚き、いらだち「何、無視してるんだよ」「無視するな」といった発言が出てくることは予測できます。しかし、ここでも、そういった発言（行動）に対して反応してはいけません。これも1つの注目引きの行動、つまり無視のターゲットとなる行動なのですから。そういった子どもの言葉が出ても、注意を向けずに徹底して無視をし続けましょう。

　なぜ無視されているかがわからない子どもには、一言、「〜したら、話を聞きます」と、どうしたらよいのか具体的に伝えてから無視に入ってもいいかもしれません（具体的な指示の出し方についてはセッション5以降に扱います）。

　子どもにこのように言われると保護者としてはさらにイライラしたり、なぜ無視しているのかをクドクドと説明したくなってしまうかもしれません。しかし、じっと耐えて、雑誌のページでもめくりながら、子どもの好ましい行動が出るのを待ちましょう。

Q3　無視をしたらずっとその行動を続けそうです

A3：そう思われるのも当然です。構わなかったら、延々とテレビを見続けるのではないか、ずっと騒ぎ続けているのではないか…そう考えると不安でつい余計な一言を言ってしまいたくなるものです。

もちろん無視が効果的に効く行動とそうでない行動があります。無視が効果的に効くのは子どもが注目引きでやっている行動です。大人の注意を引きたいために、やってはいけないとわかっていながらもやっている行動なのです。無視をする時にはどの行動が無視に効きそうかを判断する必要があるでしょう。

注目引きの行動の場合には、無視した後に一時的にその行動がエスカレートして長引く感じがするかもしれません。しかし、徹底した無視を行えば、決して「延々と」続けることはなく、子どもはその行動をいつかはやめるはずです。ですから、まず、子どもがその行動をやってはいけないと知っているのか、より適切な行動が何かを知っているのかを理解しておくことが必要でしょう。もし、子どもの年齢がまだ小さくて「やってはいけない行動」であることを知らない場合には、無視に入る前に、何をしてはいけないのか、代わりにどうすべきかを具体的に子どもに教える必要があるでしょう。

また、広汎性発達障害のある子どもや幼児の場合には、自分が無視されていることに気がつきにくいことがあります。その場合、「無視」は効果的ではないかもしれません。別の方法で対応する必要があるでしょう。ただこの場合でも、少なくとも好ましくない行動に否定的な注目を与えることによって引き起こされる「悪循環」には陥らなくてすむ、つまり「悪循環」を防ぐことができる、という効果は望めます。

まずは好ましくない行動に対して「無視」を試してみることをおすすめします。案外、効果がみられるかもしれません。

Q4　きょうだいがいて、私が無視してもほかの子が反応しそうなのですが？

A4：確かに、きょうだいがいるとその子が反応してしまって、対処が難しくなる時があります。そういう場合には、きょうだいの注意をその子に向けさせないように声かけをしましょう。別の部屋に誘ったり、何か違う遊びに誘うなどするとよいかもしれません。

もし、きょうだいが好ましい行動をしていれば、そのことをほめるのも効果的です。そのことに気がつき、子どもがきょうだいと同じ行動をしたならば、そこでほめることができるでしょう。

また、反応しているのがお兄ちゃん、お姉ちゃんであれば「今は構わないでおいて」「声はかけないで」と頼んでしまってもいいでしょう。協力してくれたらそのきょうだいをほめることができます。

Q5 私が無視しても、夫や同居しているほかの家族（祖父、祖母、叔父、叔母など）が構いそうです

A5：これもよく聞かれる質問の1つです。できれば同居している方達にも、ここで学んでいる子どもへのかかわり方を理解していただけると助かります。好ましくない行動をしていることを親としては理解していること、そのうえで無視しているのは放っておいているのではない、ほめるために好ましい行動を待っているのだ、ということを理解していただけるよう説明を試みていただきましょう。同居しているご家族がペアレント・トレーニングのセッションに参加してくださるとさらに望ましいでしょう。子どもへの対応にご家庭内で一貫性をもつことができると、子どもは混乱しなくてすみますのでとても効果的です。

Q6「私は今までも無視してきていて、得意です」とおっしゃる保護者がいた場合には？

A6：保護者のなかには「これまでに子どもを無視したことがある」「私は無視はしょっちゅう使っています」「無視は得意です」とおっしゃる方がおられるかもしれません。もちろん、とても上手にこのセッションで扱っている「無視」が使えている方もいらっしゃいます。しかし、詳しくお話を伺っていくと、それは子どもが何かをした時にまったく反応を示さなかったり、完全に知らんぷりをして無視の後にほめていない、無視しっぱなしの状態であることが多いようです。また、無視しているつもりでも眉間にしわを寄せたり、ため息をついたりといった否定的な注目を送っていることも少なくありません。そういった保護者の用いてきた無視はこのプログラムにおける「無視」、つまり「注目を与えずに好ましい行動が出るのを待つ」こととは異なります。「子どもの存在をしっかりと意識しながら、好ましくない行動に注目を与えず、好ましい行動が始まったらすかさずほめ」てこそ、このプログラムでいう「無視」なのです。このことを適切に保護者に伝えていくことが大切です（子どもの存在を完全に無視することは虐待の一種です）。

6．ロールプレイ　　1:15

　前回の「ほめる」同様、突然、「子どもの好ましくない行動に反応をせず、無視しましょう」と言われても、そんなに簡単にできるものではありません。つい反応することが十分に身についているのですから。
　また、このセッションで学ぶ無視（一連の流れをもった無視：「否定的な注目を取り去る」→「待つ」→「好ましくない行動を止める」→「ほめる」）は、コツを頭に入れたうえ

で何度も練習しなくては身につかないものです。ご家庭の具体的な場面やお子さんの様子を思い浮かべながら、積極的にロールプレイに取り組んでいただきましょう！

●ロールプレイの手順

① まず、最初にロールプレイをしていただく方を決めます。
② 無視してみようと思う子どもの好ましくない行動を保護者に1つずつあげてもらい、ホワイトボードに書き出していきます。
③ 書き出した「好ましくない行動」リストのなかから全員で練習する行動を1つ選びます。あくまでもこれは初めての無視の練習ですから、あまり複雑な状況や行動を選ばないことがコツです。保護者のあげた行動がすべて初めての練習には難しいものであったり、障害を背景としている問題行動で無視だけでは対処が難しいと初めから判断できるような行動の場合、「今日は練習なので、やりやすい行動で練習してみましょう」と言って、事前にリーダーが用意しておいたロールプレイ用の行動を伝えて練習してもらいましょう（例：大人の話への割り込み、電話中の注目引き（「遊んで」「おかしたべたい」）など）。
④ 選んだ行動に対して、保護者がいつもどのように反応しているか、いつもの様子について確認しましょう。「ついイライラしてキツイ口調で怒ってしまいます」「カーッとくるので『いい加減にしなさい！』と怒鳴ってしまいます」といった反応が返ってくることが多いようです。
⑤ 保護者が母親（または父親）役、サブリーダーが子ども役になり、フロアで「いつもの様子」をロールプレイで再現してもらいます。サブリーダーはできるだけ対象となったお子さんをイメージして子ども役を演じましょう。今回で2回目のロールプレイになりますから、保護者も少し慣れてきているかもしれませんが、まだまだ緊張されている方もおられるはずです。保護者がロールプレイしやすいように声かけをしていきましょう。
⑥ 保護者が子ども役、サブリーダーが親役に役割を交代し、無視の仕方のコツを用いて、見本を示します。無視した後にはほめることが大切ですので、サブリーダーがロールプレイをする際にはそこまでしっかり意識してやりましょう。
⑦ 子ども役を演じた保護者に感想を尋ねましょう。「無視されると、なんだかこのままじゃ駄目なんだって感じました」「ちょっと寂しい感じもしましたけど、後でほめてもらえるのでよかったです」といった感想が返ってくることが多いようです。

体験してみる前は、無視されることはただ突き放されていることと誤解される方もいらっしゃるようです。しかし、自ら体験することによって、一連の無視がどういった意味をもつのか、すなわち最後にしっかりとほめることによって無視の意味が変わってくるということを実感として理解できるようになるのです。ですから、前回学んだほめることができていることが、今回の無視をさらに有効にしていくために非常に重要となり

ます。
⑧ 同じ保護者に、もう一度親役になってもらい、今度は「無視の仕方」のコツを用いてロールプレイを行っていただきます。その際、子ども役は別の保護者に演じてもらいましょう。

　保護者のなかには無視することばかりに気を取られてしまい、なかなかほめるところまでたどりつけない方も少なくありません。そういう時には「お母さん（お父さん）、ほめてくださ〜い」と明るく、さりげなく、一声かけてもいいでしょう。しかし、次回も無視することについて学びますので、この回で「無視してほめる」ことが完全にできるようにならなくても構いません。今回は「無視」→「ほめる」の「無視」に重点を置いていますので、とりあえずは、無視の仕方を理解していただけるようサポートしていきましょう。

　ロールプレイ後、まずは子ども役の保護者に感想を聞き、続いて無視の仕方のコツを用いてロールプレイを演じた親役の保護者に感想を尋ねましょう。子ども役の方からは、「無視されると少しとまどう」気持ちや、「これ以上やっても無駄だという感じがしました」という諦めの気持ち、しかし、「後でほめられると嬉しかった」といったさまざまな感想が語られます。親役の保護者からは「やっぱり無視するのって難しい」「どうしても反応してしまいそう」「後でほめるのをつい忘れちゃう」といった感想が多く聞かれるようです。最初からスムーズにいくはずはありませんので、リーダー・サブリーダーは「とにかく練習を重ねていきましょう！」と保護者を励ましていきましょう。

⑨ 子ども役をやった保護者が今度は親役になり、別の保護者が子ども役を行います。宿題報告の時にロールプレイをしていれば、別の順番や親役・子ども役の組み合わせで行うのもよいかもしれません。そして、毎回、ロールプレイを演じた子ども役と親役の保護者に感想を尋ねていきましょう。

⑩ リーダー・サブリーダーは、それぞれのロールプレイの様子を観察し、よい点を具体的に指摘し、保護者をほめ、ねぎらいましょう。そのうえで、修正すべき点があれば、適宜、伝えていきます。

7．全体を通しての質疑応答　　　　　　　　　1:25

全体を通しての質問を受けましょう。

8．宿題の説明　　　　　　　　　1:28

宿題「子どものよいところをキャッチする」の説明をします。次回までに子どもの行動

を観察し、好ましくない行動が出たらすかさず無視する練習をし、それらを記録していただきましょう。

　最初からすべての好ましくない行動を無視するのはとても難しいものです。2つか3つターゲットとする行動を決め、その行動だけを無視するのでも構わないことを伝えましょう。また、最初から難しい行動を選んでしまうと、うまくいかずにくじけてしまうかもしれません。まずは、保護者が無視しやすいと思える行動から取り組み始めるよう促しましょう。

9．前回の宿題の回収　　1：30

　前回（セッション2）の宿題「好ましい行動を見つけ、ほめましょう」のプリントを回収します。

このセッションを終えて

お疲れさまでした！これでセッション3は終わりです。

今回は「好ましくない行動を無視する」というテーマを扱いました。「ほめる」の時と比べてプログラム進行を難しく感じたリーダーもおられたのではないでしょうか。保護者のなかには無視するということにどうしても抵抗を感じたり、「つい子どもの好ましくない行動に否定的な注目を向けてしまって無視が難しい」と感じてしまう方がいらっしゃるかもしれません。しかし、焦る必要はありません。無視は次回も引き続き取り組んでいくテーマですので、リーダーは、この回だけですべてを理解してもらおうとしなくても大丈夫です。

また、説明を聞いただけではどうやっていいのか、どんな反応が返ってくるのかイメージがしにくいかもしれません。実際に宿題を通して、無視の効果を実感したり、難しさを感じたりすることで、より適切な無視が身に付いていくように感じられます。やってみる前に「多分、無視は効果がない」「難しくてできそうもない」と感じている方がおられましたら、「だまされたと思って、とりあえずやってみて！」と背中を少し押してあげましょう。そして、次回の報告を楽しみに待ちましょう！

このセッションのPoint

★子どもの好ましくない行動を減らすために、子どもの行動を無視し（注目を取り去り）、待って、ほめましょう！

レジュメ（例）

セッション3．好ましくない行動を減らす① ―上手な無視の仕方―

1．前回の復習＆宿題
・どのような行動を、どのようにほめてみましたか？
・スペシャルタイムはやってみましたか？　子どもの様子はどうでしたか？

2．好ましくない行動を減らすために…「無視」をしましょう
☆「無視」＝注目を取り去って、好ましい行動が出てくるのを待つこと
☆子どもの「存在そのもの」を無視するのではなく、子どもの「行動」を無視
☆好ましくない行動を止め、好ましい行動が出てきたら、すかさずほめる
☆「無視する」⇒　好ましくない行動を減らし、
　「具体的にほめる」⇒　代わりにどんな行動を望んでいるかを示す
　（注）無視すると、子どもは自分に注意を向けさせようと、一時的にその行動をエスカレートさせます。徹底しない無視は、かえってその行動を増やすことになってしまいます！

3．「無視」のコツ
①タイミング　　　　　：好ましくない行動が始まったら、すぐに無視し始める
②視線・からだ　　　　：子どもと視線を合わせない。からだの向きを変える
　　　　　　　　　　　　子どもの行動に注目していないこと、興味がないことを表面上は示す
③メッセージ　　　　　：普通で無関心な表情と態度
（表情・態度・ことば・　眉間にしわを寄せたり、怒っているそぶりは見せない
　感情）　　　　　　　　ため息をついたりしない
　　　　　　　　　　　　何も言わない、表面上はまったく何の感情も示さない
　　　　　　　　　　　　何かほかのことをして、感情をコントロールする
④ほめる準備をする　　：無視をしながら、子どもが好ましくない行動をやめ、好ましい行動を
　　　　　　　　　　　　始めるのを素知らぬ顔でじっと観察しながら待つ
　　　　　　　　　　　　好ましくない行動が止まったらすかさずほめる

4．宿題「子どものよいところをキャッチする」

宿題：子どものよいところをキャッチする

名前＿＿＿＿＿＿＿＿＿＿＿＿＿＿　　子どもの名前＿＿＿＿＿＿＿＿＿＿＿＿

はじめに、無視する行動を２〜３つあげてみましょう

私が無視する行動は、＿＿＿＿＿＿＿＿＿＿＿＿＿＿＿＿＿＿＿＿＿＿＿＿＿

＿＿＿＿＿＿＿＿＿＿＿＿＿＿＿＿＿＿＿＿＿＿＿＿＿＿＿＿＿＿＿＿＿＿＿

＿＿＿＿＿＿＿＿＿＿＿＿＿＿＿＿＿＿＿＿＿＿＿＿＿＿＿＿＿＿＿＿＿＿＿

日時	無視した行動	どのように無視したか	無視の後であなたがほめた子どもの行動	どのようにほめたか（どのような肯定的な注目を与えたか）
例）8/22（日）	例）スーパーで「お菓子を買って！」と何度もねだった	例）買い物を続けた	例）黙ってついてきた	例）「今日の晩ごはんは何が食べたい？」と話しかけた

セッション 3 好ましくない行動を減らす①—上手な無視の仕方—

セッション 4

好ましくない行動を減らす②
―無視とほめるの組み合わせ―

Introduction 開始4回目のセッションです。次第に保護者はほめることが上手になり、その効果を実感し始める頃かと思われます。また、グループにも慣れてくる頃ですので、メンバー間のやり取りが増え始め、グループのダイナミクスも出始める時期です。保護者間の積極的なやり取りを促し、サポーティブな雰囲気を大切にしつつプログラムを進めていきましょう。

このセッションでは、再度、無視について学びます。実際に無視をやってみると、やはりその後にほめることを忘れずに行うことが難しいと感じる保護者は少なくありません。そこで、無視を効果的なものにし、好ましくない行動を減らすために、今回はより「ほめる」に重点を置いて「無視してほめる」の組み合わせを学んでいきます。無視する際の心の準備として、好ましくない行動の代わりに何をしてほしいと思っているのかを具体的に理解しておくことや、無視した後にほめることを予測しておくことで、よりスムーズに無視を実行することができるようになります。

1．本日のレジュメの配布

セッションが始まる前に、レジュメを配布します。今回は「好ましくない行動を減らす②―無視とほめるの組み合わせ―」のシートと宿題シート「子どものよいところをキャッチする」を配ります。

2．前回の要点の確認　　　セッション開始 0：00

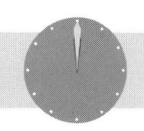

セッション3の要点を簡単に説明し、内容をふりかえります。前回のセッションで学んだ内容を思い出してもらい、誤解なく宿題に取り組めたかも確認し、これからのコメントを引き出す準備をします。

●説明のポイント

① 「無視」とは…

② 「無視」した後には必ず「ほめる」
③ 「無視」のコツとは…

3. 前回の宿題　　0:05

1　宿題に取り組んでみての感想を伺う

　前回のふりかえりを踏まえたうえで、宿題で取り組んできていただいた内容について保護者に順番に発表してもらいましょう。今回も、すぐに内容を伺っていくのではなく、まずは「実際に無視をやってみてどうでしたか？」「難しかったですか？」と宿題に取り組んでみての感想を保護者から引き出していきましょう。前回ロールプレイで無視について学んだとはいっても、実際に家に帰って、子どもを目の前にすると、つい反応してしまったという保護者がいるかもしれません。保護者の表情を見ながら「ちょっと難しかったですか？」「うまくいかなかったなぁという感想もあるかもしれませんね」と、リーダーのほうから「すぐにうまくいく場合ばかりではない」「無視は効果的ではあるけれど、やはり難しさもある」「うまくいかなくても大丈夫！」ということを、保護者に伝えていくように心がけましょう。

2　無視した行動と、どのように無視したのかを報告してもらう

　子どものどの行動を、保護者がどのように無視したのかを具体的に１つずつあげてもらいます。その時に、無視した時の子どもの様子も聞いてみるといいでしょう。たとえば、「無視している間のお子さんの様子はどうでしたか？」といった具合に。また「どれくらいの間（何分くらい）無視していましたか？」と具体的に聞いてみてもいいかもしれません。

　サブリーダーは保護者の発言を聞きながら、例のような表にまとめ、ホワイトボードに板書していきましょう。

3　宿題内容をふりかえり、保護者が上手にできている点に対して肯定的注目を与え、必要に応じて、修正点を伝えていく

　リーダー・サブリーダーは、ホワイトボードに記入された内容を読み返しながら、保護者が的確に無視する行動を選べていたり、上手な方法で無視ができていた点などを具体的に指摘し、肯定的に評価していきましょう。グループに参加される保護者の方々には、とてもまじめで、自分に厳しい方が多く、実践してきたことを「うまくできませんでした」といって成功例としてあげることが難しい場合があるかもしれません。状況を具体的に聞くことで、少しでもできている点をリーダー・サブリーダーが見つけ出し、伝えていくこ

とで、保護者が「少しはできていた！」「これでいいんだ」と自己有能感を感じられるように、リーダー・サブリーダーがセッションを通して「ほめる」を実践していきましょう！

ホワイトボード記入（例）

保護者名	無視した行動	どのように無視したか	無視の後にほめた行動
Aさん	テレビを見ている時に話しかけてくる	テレビを黙って見続けた	静かにしてくれた
Bさん	食事中に手遊びを始めた	食事を続けた	手遊びをやめて食事を再開した
Cさん	宿題の途中で遊び始めた	新聞を読んでいた	宿題に戻った
Dさん	おもちゃをカゴに投げ入れながら文句を言った	近くで洗濯物をたたんでいた	文句を言いながらもすべて片づけた

4　質問を受ける

「無視」は全プログラム課題のなかでももっとも難しいものの1つです。ですから、2回のセッションにわたってテーマとして設けられているのです。頭ではわかっていても、つい反応してしまう、無視したつもりが実は否定的注目になっていたなど、いろいろな話が出ると思われます。シーンが思い描けるように、少し詳しく話を伺うことで、コメントもしやすくなるかもしれません。

次頁に、しばしば見受けられる質問をQ＆A形式にまとめておきました。参考になさってください。

「無視」に関してよく出る質問
＆リーダーがしばしば感じる疑問　Q&A

Q1　「やっぱりできません」「どうしてもイライラしてしまいます」という保護者がいる場合は？

> **A1**：「無視」は難しいので、すぐに「できる」と実感できる場合ばかりではありません。どうしてもイライラしてしまうのは仕方がないこと、これまでのやり方を変えるのだから時間がかかることを再度伝えながら、保護者の気持ちに共感していきましょう。今回のテーマも「無視」ですので、宿題の報告で「うまくいかない」という感想が出ても大丈夫です。また、今回のセッションでどうしても「無視」が難しい時のための案としてアクションプランを用意していますので、保護者の先のような意見に対しては「ちょうど今回、どうしても無視が難しいと感じる場合に使える方法について取り上げますよ」とアクションプランについて予告をし、保護者の気持ちを繋げるようにサポートしていきましょう。

Q2　「無視の効果がありません」「無視していても子どもはわかっていないようです」という保護者がいる場合は？

> **A2**：「無視」は、子どもが無視されていることに気がついているのにやり続けている行動、大人の注目がほしくてやっている行動に対してより効果的です。
>
> 　幼児の場合や、広汎性発達障害の特徴をもっている子どもの場合には、自分が無視されていることに気がつきにくいので、無視が思うような効果を発揮しないこともあります。また、「朝、ぼーっとしていて着替えない」「ゲームをやり続ける」「おもちゃを片づけられない」など、無視だけでは行動が改善しにくく、いくつかの指示や援助が必要な行動もあります。そういった場合には、すべての好ましくない行動が無視だけでなくなるわけではないこと、次回セッションのテーマである「指示」やそのほかの支援（一緒にやってあげたり、やり方を1つずつ教えてあげるなど）が必要な場合もでてくることを伝えましょう。
>
> 　そして、好ましくない行動そのものが無視によってなくならなかったとしても、保護者が子どもの行動を無視することで、少なくとも親子の悪循環は防げていることを伝えましょう。これも無視の大きな効果なのですから！

Q3 無視する行動に、障害特性からくる常同行動（手をひらひらさせるなど）や、物や行為へのこだわり、習癖（爪を噛むなど）やチック等があげられている場合は？

> A3：このプログラムは効果的なものだとは思いますが、万能というわけではありません。再度、どのような行動に対して「無視」が効果的であるかを確認しましょう。上記のような障害特性からくる問題行動や習癖は無視していてもなかなかなくなるものではありません。無視してよりよい行動を待つ対象にするには、あまり適切とはいえないでしょう。
>
> 　広汎性発達障害児のもつ常同行動やこだわりに関しては、その子どもにとってどういった意味をもつのか、なぜそういった行動をとるのか、といったことを考える必要があります。たとえば、もし何か不快なことがあって、自分を取り戻すために常同行動を行っているとするならば、むしろ一定の時間はその行動を見守ってあげることが必要でしょう。また、単に手持無沙汰で、あるいは感覚的な楽しさを求めて行っている常同行動であれば、何か新たな活動に誘う、興味を広げていくといったかかわりが必要となるでしょう。時には、一旦、このプログラムから離れ、リーダー・サブリーダーは広汎性発達障害児の常同行動のもつ意味について解説したり、子どものその時その時の行動分析を行うことでより適切な対応方法を検討しながら、保護者に解説していくことが求められます。そして、それらを踏まえたうえで、前回の復習も兼ねて、どのような行動をターゲットとしたらいいかを考えていきましょう。

Q4 「ほめる」をやるようになってからわざわざ「無視」しなくても、よい行動をほめていけば大丈夫な気がします。無視はあまり必要ない気がするのですが…

> A4：ここで学んでいることは、基本的に親子のよりよい関係をつくるためのスキルです。「ほめる」でやっていけると感じられるのであれば、無理に「無視」を使う必要はありません。無視ではなくほかの方法のほうがいい、ほかの方法のほうが子どもには合っていると思うのであれば、その方法を使うことをすすめましょう。必ずしも無視を使わなくてもいいのです。特に幼児が多いグループの場合、無視が伝わりにくいというだけでなく、無視しなくてもほめることを多く使うことで、親子関係や日常の流れがスムーズになっていっていると実感される場合も少なくないようです。そういった場合には、無視は知識として保護者の方々にもっていてもらうだけで構いません。
>
> 　また、なかには意識的に無視はしていなくても、無意識のうちに子どもの好ましくない行動に反応せずに上手に「見て見ぬふり」ができている保護者の方も少なくありません。そういった様子をとらえて、「それこそ上手な無視ですよね」とできていることを具体的に伝え、意識化できるように促していきましょう。
>
> 　一方、くわしくお話を伺っていくと、無視ではなく否定的な注目を使って対応している保護者も見受けられます。具体的なエピソードを伺いながら、「そこで反応をしない、それが無視ですね」と伝えていきましょう。

Q5 無視しているとイライラしてしまいます。子どものそばから離れてよいでしょうか？

> A5：子どもの好ましくない行動を無視するのはとても難しいものです。イライラして、つい怒鳴ってしまったり、眉間にしわをよせてしまったりするかもしれません。そしてそのような否定的注目を与えないために、子どもから離れたくなってしまうかもしれません。しかし、子どもが見えない所に移動してしまうと、子どもが好ましくない行動を止めたり、好ましい行動をせっかく始めても、そのことに気づけず、ほめることができなくなってしまいます。ここが我慢のしどころです。今回扱う「アクションプラン」に取り組むなどして、気持ちをコントロールしながら無視の練習をしてみましょう。まずは練習あるのみです！
>
> しかし、あまりにもイライラしてしまい、子どもを叩いてしまったり、子どもの尊厳を傷つけるようなことばを子どもに向かって発してしまいそうな時は、それらを防ぐために子どもの側を離れることも1つの方法かもしれません。トイレにかけこんだり、布団をかぶって子どもが静かになるのを待ちましょう。そして、静かになったなと感じたら、子どものところに戻ってほめてあげましょう。

5 報告であがってきた「無視」を実際にロールプレイでやってみる

最初は成功例をやってみるといいでしょう。うまくいった例を取り上げて、その保護者に母親役を、別の保護者に子ども役をやってもらいましょう。リーダー・サブリーダーは、ロールプレイ中の保護者のよいところ所をピックアップして、具体的に伝えていきます。特に、母親役が無視を始めたタイミング、無視している最中のからだの向き、表情、そして、特に無視した後にほめることができているかに注目しましょう。しかし、ほめることまでが完全にできていなくても、この時点ではあまり気にしないでおきましょう。今回のテーマは「無視とほめるの組み合わせ」です。このセッションと次回までの宿題を通して、無視からほめるまでの流れを理解してもらえるようにすればいいのです。

> **コメント例**
>
> 「しっかりと子どもに背中を向けていましたね」
> 「表情も変わらずに、いいタイミングで無視ができていましたね」
> 「よく我慢していましたね」
> 「無視の後、具体的にほめられていましたよ」

4. 本日のテーマ「無視とほめるの組み合わせ」 0：45

　レジュメを配布し、プリントに沿って内容を説明していきます。その際には、ただレジュメを読むだけではなく、具体例をあげながらリーダーのことばで説明していくことが重要です。グループも4回目に入り、保護者も慣れてきている頃です。保護者にレジュメを読んでもらい、積極的な参加を促しましょう。

●無視することとほめることの組み合わせ

　ここでは、無視した後にほめるといった「一連の無視」をよりスムーズに行うための方法を学びます。

　無視をより効果的にするために、前回説明したように無視の後にはほめることが大切です。しかし、頭ではわかっていても、どうしても無視にばかり注意がいってしまい、ほめることを忘れてしまうこともしばしばです。そこで、好ましくない行動の代わりにとってほしい行動は何なのかを前もって考えておくことで、自分は何を無視しているのか、何を待っているのかを明確にすることができ、ほめることに繋がりやすくなります。

　レジュメ（p.83）にあるように、好ましくない行動をまずあげてもらいます。ホワイトボードにレジュメの表のような枠を書き、左の欄に好ましくない行動、右の欄にその行動の代わりにとってほしい行動を書き入れましょう。その時に「〜しない」という形で書

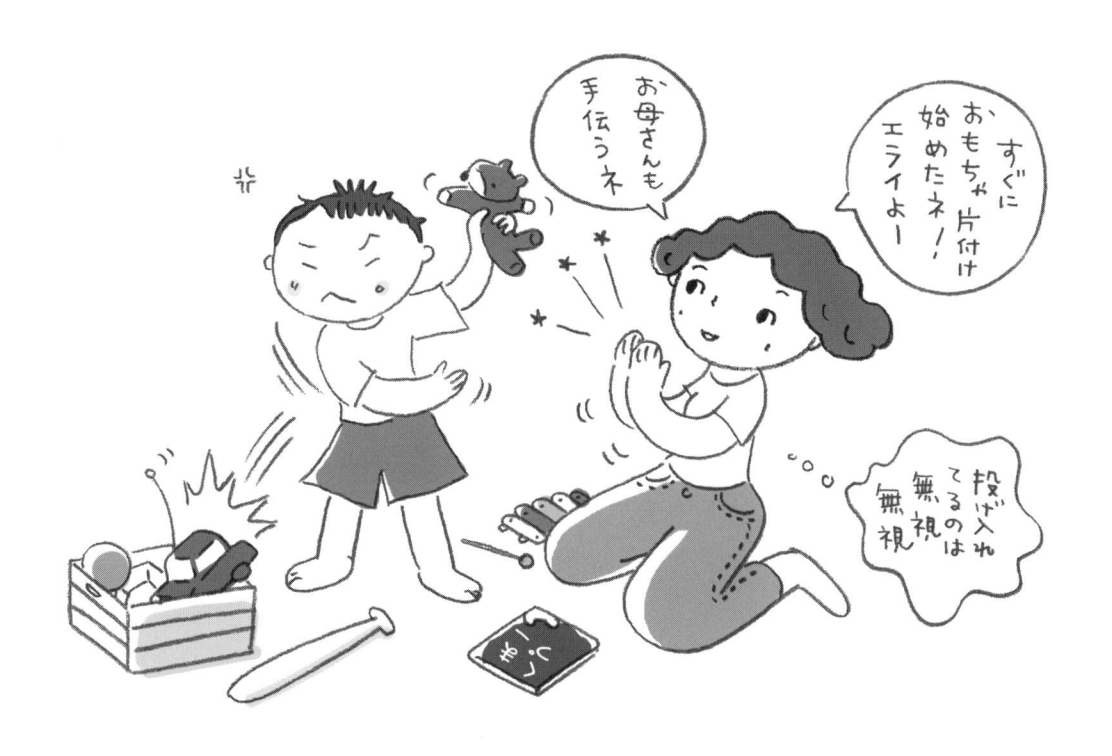

のではなく、具体的な形で書きましょう。何度も確認しているように、行動とは、見える もの、聞こえるもの、数えられるもの、「～する（＝do）」の形で表現できるものです。例 をあげて説明していきましょう。

　数分、保護者がそれぞれ「好ましくない行動」と「代わりにとってほしい行動」を書き 出す時間をとった後、「どんな行動をあげてみましたか？」と保護者に尋ね、ホワイトボー ドに書き出していきます。

ホワイトボード記入（例）

保護者名	好ましくない行動	代わりにとってほしい行動
Aさん	人の話に突然、割り込む	「今、話していい？」と聞く
Bさん	「片づけなさい」という指示に対して文句を言う	文句を言いながらも片づけ始める
Cさん	食事前にテレビを見続ける	「ご飯よ」と言われたらテレビを消す
Dさん	ゴミを床に捨てる	ゴミをゴミ箱に入れる

　保護者にあげてもらったら、1つひとつの行動をみていきましょう。好ましくない行動 は、具体的で無視が適当な行動でしょうか？また、保護者のあげた「代わりにとってほし い行動」は適当でしょうか？保護者のあげた「代わりにとってほしい行動」以外でも許容 できる行動の案がある場合にはそれを伝えてもいいかもしれません。たとえば、「片づけ なさい」という指示に「はい」と言って片づけ始める、といった理想的とも思えるような 行動をあげている場合には、もちろんそれが理想ではあるけれども、今の子どもの状況を 考えた時には「文句を言いながらも片づけ始める」でOKとすることが妥当であることを 伝えましょう。保護者によってはそれでは納得できずに、どうしても「はい」と従わせた いと思う人もいるでしょう。その場合には、無理にこの場で修正することはせずに、時間 をかけて、今の子どもに求められる水準がどこなのかをセッションを通じて考えていくよ うに促しましょう。また、ほかの保護者に「○○さんだったら、この好ましくない行動の 代わりにどういった行動をお子さんがとったらほめてあげられそうですか？」と尋ねてみ てもいいかもしれません。リーダー・サブリーダーが提案するよりも、グループのほかの 保護者からの意見や提案のほうが、より抵抗なく受け入れられることも少なくありませ ん。

　保護者にあげてもらったら、レジュメに書いてあることを読み上げます。

5．ロールプレイ　　　　　　　　　　　　　　1:00

　そこで、実際に代わりにとってほしい行動が出た時にどのようにほめるのかをロールプレイでやってみます。保護者に母親役と子ども役を交互にやってもらい、「無視してほめる」の一連の流れを体験してもらいましょう。ロールプレイを実施した保護者のやり方のなかでよい点がみられたら、リーダーとサブリーダーは具体的に指摘し、しっかりとほめていきましょう（例：無視している間の態度、無視した後でほめていたかどうかなど）。
　ロールプレイの後に子ども役、母親役の保護者に感想を聞いてみましょう。
　ロールプレイの後、無視を効果的にするには、無視の後に肯定的な注目を与えることが大切であること、代わりにしてほしい行動を前もって考えておくことで無視している間に自分が何を待っているのかがはっきりすること、無視することでしてほしくない行動が一時的に増えることがあることを予測しておくべきであることを再度、押さえておきましょう。

6．アクションプラン　　　　　　　　　　　　　　1:15

　このように、無視した後にほめる行動を具体的に考えておいたとしても、無視することが非常に難しく、無視している間にイライラしてしまう、ということが多くあります。途中でどうしてもくじけそうになってしまい、子どもの行動につい反応しそうになってしまうこともあるでしょう。そこで、無視する時の心の準備として計画を立てておくことが役に立つことがあります。それがアクションプラン（無視を実行するための計画）です。

●無視することが難しく思える時…

　アクションプランがどのような時に役に立つのか説明しましょう。アクションプランは、次のような時に役立ちます。
・無視をする時に、あまりにもイライラしたり、腹が立って無視することができないと感じている時
・どうしてもある特定の行動は無視することを忘れてしまいそうになる時
・行動を無視し始めても結局怒鳴ったり、注意したり、くじけてしまうような時
　レジュメにそって、アクションプランの立て方を説明していきます（表2参照）。

表2　アクションプランの立て方

	項目	説明例
1	好ましくない行動、減らしたい行動は何ですか？	「これは今までに考えてきた行動のことです。行動を3種類に分けた時の真ん中の行動ですね」
2	代わりにしてほしい行動は何ですか？	「今日考えてきたように、代わりにしてほしい行動を書きましょう」
3	好ましくない行動はどこで起きますか？	「その行動はいつ、どんな時に、どこで起きやすいのでしょうか？これを考えておくと、子どもの行動に対して『きたきた』と思える心の余裕ができます。また、どういう状況で起こりやすいかを予測しておくことで、それを事前に防ぐことにも繋がります」
4	いつ起きますか？	
5	その行動が起きた時に、（視線、身体、感情を含めて）自分はどうしたらいいと思いますか？	「その行動が起きた時に自分はどうしたらいいのか考えましょう。視線や体の向きは？してほしくない行動に注目する代わりに何に集中しましょうか？雑誌を読むとか、携帯を見るとか、時計の秒針を見るとか、3回目のセッションでもやりましたね？これを考えておくことで、普段、自分自身がどういう行動を取りやすいのか、気持ちがどう動きやすいのかのパターンをふりかえることができます」
6	その行動に注目する代わりに何に集中したらいいでしょうか？	
7	自分を励ます言葉は？	「自分が無視を実行するために、途中でくじけないために自分自身を励ます言葉を考えてみましょう。『大丈夫、きっと成功する』『このまま無視を続ければもう少しで収まるはず』『これが一生続く訳じゃない！』『私ってがんばってる！』『この子のために無視してるのよ。ほめるために待っているのよ』など、自分が無視をし続けられるようなセリフを考えましょう」
8	好ましくない行動をやめて、好ましい行動を始めた時、その行動を増やすためにどうやってほめますか？	「無視が成功し、子どもが好ましくない行動をやめて、好ましい行動を始めた時にはどのようにほめるのか、声をかけるのか、セリフや表情、ジェスチャーを事前に考えておきましょう」
9	子どもが好ましくない行動をやめようとしない時、何をしますか？	「必ずしも、無視が効果的に効く場合ばかりではなく、失敗することもあるということを考えておきましょう。それくらいの余裕をもって取り組んだほうがいいのです。もちろん、最初から失敗するかもしれないという気持ちでいるという意味ではありません。無視を始める時には断固とした態度で始めるのですが、可能性として心のすみに置いておくということです。もし、子どもがその行動をやめなかったらどうしましょう？大事なのは、子どもの要求には決して屈しないで、別の形で対応するということです。具体的にやるべきことを指示したり、何かを提案したり、話題を変えたりすることが考えられます。こちらの要求を決して変えないということが大切です。子どものほうに注目を向けるにしても、それは「好ましくない行動」へ注目を与えることではなく、別の部分に注目します。また、なかなか好ましい行動が出ない場合には、そこへの橋渡し的なかかわり、手助けをしてあげることもいいでしょう」

7． 全体を通しての質疑応答　　　　　　　　　　　1：25

全体を通しての質問を受けましょう。

8． 宿題の説明　　　　　　　　　　　　　　　　　1：28

　今回の宿題もセッション3と同じく「子どものよいところをキャッチする」です。前回と同じ行動を無視する行動として取り上げてもよいですし、今回はまた新しい行動をターゲットとして選んでも構いません。大切なのは、今回のセッションで学んだように、無視の後に必ずほめるように心がけていただくことです。その点を強調しましょう。

9． 前回の宿題の回収　　　　　　　　　　　　　　1：30

　前回（セッション3）の宿題「子どものよいところをキャッチする」のプリントを回収します。

> **このセッションを終えて**
>
> 　お疲れさまでした！これでセッション4は終わりです。
> 　今回は「無視」の2回目でした。無視はどうしてもほめることに比べて習得が難しいスキルです。毎日、忙しく子どもと生活している保護者の方々には、特にこれまで反応していた子どもの行動に反応しない＝否定的注目を与えない、というだけでも難しいものです。そのうえ、辛抱強く待ち、その後にほめるというやり方は、頭で考えているほど、楽なものではありません。「どうしても無視しきれない」「つい反応してしまう」といった保護者の感想は当然のものとして受け止めながら、そのなかでもできている部分、無視しようとがんばった保護者を評価していきましょう。また、この頃になると、次第にほめることが定着して、上手にほめられるようになっている保護者も多くなってきています。その点をリーダー・サブリーダーは見逃さないようにしましょう。
>
> **このセッションのPoint**
> ★無視をより効果的にするためには、無視の後に必ずほめることが重要です！

レジュメ（例）

> セッション4．好ましくない行動を減らす②―無視とほめるの組み合わせ―

1．前回の復習＆宿題

・無視することは難しかったですか？

・どのような行動を無視しましたか？　無視の後に肯定的な注目をしましたか？

・「無視する」「待つ」「ほめる」の意味が理解できましたか？

2．無視することとほめることの組み合わせ

「好ましくない行動」と「代わりにとってほしい行動」

好ましくない行動	代わりにとってほしい行動
ぐずる	普通の声で話す
お母さんを叩く	「頭にきた！」とことばで怒りを表現する
車の中で不平を言う	静かにしている
かんしゃくを起こす	親が「だめ」と言うのを受け入れる
ふてくされる	どうしたいのかを親に話す

＊減らしたい好ましくない行動をいくつか選び、その行動が起こった時無視してみる

＊「代わりにとってほしい行動」が現れたときは、必ずそれをほめる

＊「代わりにとってほしい行動」以外の行動でも、好ましい行動が現れたらすぐにほめる

☆無視の後に、必ず肯定的な注目を与えることが大切

☆代わりにとってほしい好ましい行動を前もって考えておくことで、無視している間に自分は何を待っているのかがはっきりする

☆無視することで好ましくない行動が一時的に増えることを予測しておこう

3．宿題「子どものよいところをキャッチする」

4．無視することがむずかしく思える時…

あまりにもイライラして腹が立って、無視することが難しい時

行動を無視し始めるが、結局怒鳴ったり、罰を与えたりしてしまう時

子どもの行動に注目しないようにすること、ほめることを忘れないための助けとして、**アクションプラン（無視を実行するための計画）**を立てることが有効

アクションプラン

1	好ましくない行動、減らしたい行動は何ですか？	
2	代わりにしてほしい行動は何ですか？	
3	どこで好ましくない行動は起きますか？	
4	いつ起きますか？	
5	その行動が起きた時、（視線、からだ、感情も含めて）自分はどうしたらいいでしょうか？	
6	その行動に注目する代わりに何に集中したらいいでしょうか？	
7	自分を励ます言葉は？	
8	好ましくない行動をやめて、好ましい行動をはじめた時、その行動を増やすためにどうやってほめますか？	
9	子どもが好ましくない行動をやめようとしない時、何をしますか？	

宿題：子どものよいところをキャッチする

名前＿＿＿＿＿＿＿＿＿＿＿＿＿＿＿　　子どもの名前＿＿＿＿＿＿＿＿＿＿＿＿＿

はじめに、無視する行動を2～3つあげてみましょう

私が無視する行動は、＿＿＿＿＿＿＿＿＿＿＿＿＿＿＿＿＿＿＿＿＿＿＿＿＿＿＿＿＿

＿＿＿＿＿＿＿＿＿＿＿＿＿＿＿＿＿＿＿＿＿＿＿＿＿＿＿＿＿＿＿＿＿＿＿＿＿＿＿

＿＿＿＿＿＿＿＿＿＿＿＿＿＿＿＿＿＿＿＿＿＿＿＿＿＿＿＿＿＿＿＿＿＿＿＿＿＿＿

日時	無視した行動	どのように無視したか	無視の後であなたがほめた子どもの行動	どのようにほめたか（肯定的な注目を与えたか）
例）8/22（日）	例）スーパーで「お菓子を買って！」と何度もねだった	例）買い物を続けた	例）黙ってついてきた	例）「今日の晩ごはんは何が食べたい？」と話しかけた

セッション 5 子どもの協力を増やす方法①
―効果的な指示の出し方①―

Introduction いよいよプログラムも中盤に入ってきました。この頃になると、保護者たちは行動を具体的に見ることができるようになり、「ほめる」と「無視」を効果的に組み合わせて使うことができるようになってきます。そして悪循環を繰り返していた子どもとのやり取りに余裕が出てきたり、子どもの見方にも少し変化が現れてきたりします。

　また、グループの凝集性が高まり、保護者同士のやり取りも活発になってくる頃でもあります。リーダー・サブリーダーはグループの力をうまく引き出しつつ、話題がプログラムから逸れないよう、うまく舵取りをすることが求められます。

　このセッションでは、今、何をすべきかわからない子どもたち、注意がなかなか向くべき方向に向きにくい子どもたちに対して、どのような方法でやるべきことを伝えていくのが効果的かということについて具体的に学んでいきます。「こういうふうに指示されると『聞かなくちゃ』という気になる」という実感のこもった保護者の感想がきっと聞かれるでしょう！

1．本日のレジュメの配布

　セッションが始まる前に、レジュメを配布します。今回は「子どもの協力を増やす方法①―効果的な指示の出し方①―」のシートと宿題シート「指示の出し方」を配ります。

2．前回の要点の確認　　　　　　　　　　　セッション開始 0：00

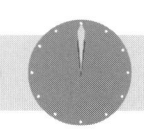

　「無視とほめるの組み合わせ」について要点を簡単に説明し、内容をふりかえります。前回のセッションはセッション3同様、無視について扱っていますが、その内容は無視の後のほめることに、より重点が置かれたものでした。無視した後に、なぜほめなければいけないのか、ほめるとどうなるのかについて改めて押さえておきましょう。

●説明のポイント

① 無視とは…
② 無視が効果的になるには——好ましい行動を待ってほめることが大切！
③ 無視のコツとは…
④ 好ましくない行動の代わりにとってほしい行動とは…
⑤ 代わりにとってほしい行動が現れたときは、必ずそれをほめる
⑥ 代わりにとってほしい行動以外の行動でも、好ましい行動が現れたらすぐにほめる

3．前回の宿題　　0：05

1　宿題に取り組んでみての感想を伺う

　前回のふりかえりを踏まえたうえで、宿題で取り組んできていただいた内容について保護者に順番に発表してもらいます。その前に、まずは取り組んでみての感想から伺っていきましょう。

　相変わらず「無視は難しい」という感想が聞かれるかもしれません。しかし前回のセッションで無視も2回目の取り組みとなり、コツをつかめてきている方もおられます。また全体的にほめることが習慣づいてきて、上手になってきている時期ですので、なかには「無視がうまくいきました！」「こちらが反応しないと、子どももキーっとならないので、私も落ち着いて対応できました」「子どもがどういった反応を見せるのか楽しみになってきました」といったポジティブな感想も出始める頃です。保護者の反応をリーダー・サブリーダーも楽しみながら、各保護者がうまくいった感じを全員で共有していけるとよいでしょう。

2　保護者に宿題の内容を報告してもらう

　前回の宿題「子どものよいところをキャッチする」について、保護者一人ひとりに宿題シートの内容に沿ってお話を伺っていきます。まずはうまくいった例からあげてもらうとよいでしょう。ホワイトボードに書き出すと状況がわかりやすく、保護者全員で共有しやすくなります。「無視しようとした行動は何か」「代わりにとってほしい行動は何だったか」「どのように無視したか」「子どものどんな行動が出た時にどんなふうにほめたか」について順番に保護者に伺っていき、サブリーダー（またはリーダー）がホワイトボードに書き出しながら整理していきます。リーダー・サブリーダーは、保護者が無視する行動を明確化できていたことや、無視の仕方の工夫をしていること、最後に行動の好ましい変化に気づいてほめられたことなど、些細なことでもよいのでできている部分を取り上げ、具体的に肯定的なフィードバックをしていきましょう。うまくいった例については、無視を用い

る以前のやり方とどう違っていたか、また保護者自身がやってみてどんな感想をもったかなどについて伺ってみましょう。

ホワイトボード記入（例）

保護者名	無視した行動	どうやって無視したか	無視後、あなたがほめた子どもの行動	どうやってほめたか
Aさん	スーパーで「お菓子を買って」と何度も大声でねだった	買い物を続けた	私についてきた	「おうちに帰っておやつにしようね」と話しかけた
Bさん	電話をしているときに、「ねえねえ」と何度も話しかけてくる	子どもに背中を向けて電話を続けた	むくれて1分くらい黙っておもちゃで遊んでいた	「静かにしてくれてありがとう」と言った
Cさん	宿題をするのに「何でやらなきゃいけないんだ」「こんなのやりたくない」とブツブツ言う	新聞を読んだ	文句を言いながらもノートに書き始めた	「宿題始めたんだね、えらいね」とほめた
Dさん	夕食なのにテーブルに来ないでテレビを見ていた	夕食を食べ始めた	ブツブツ言いながらも、食卓についてごはんを食べ始めた	（ほめられなかった）

3　宿題内容を検討する

　ホワイトボード（例）のDさんのように、「無視しっぱなしになってしまった」「ほめられなかった」と話される保護者がいるかもしれません。リーダー・サブリーダーは次のような点を念頭におきながら、どういう場面のどんな行動に対してほめられなかったと感じているのか、丁寧に聞いていきましょう。

●無視した行動に対して、代わりにとってほしい行動が明確になっていたか？

　漠然と無視していたために、子どもの行動の変化に気がつかず、無視しっぱなしになっていた、ということがあります。また、保護者の要求水準が高いと、特に好ましい行動をとらないとほめられない、ということもあるようです。
　たとえば、「お風呂に入りたくない」とぐずっている子どもの行動を無視したとします。親が聞く耳をもたないので、子どもはあきらめて文句を言いながらもしぶしぶ脱衣場に向かって服を脱ぎ始めました。ここで、子どもは同時に2つの行動をしています。1つはお風呂に入ろうとする好ましい行動、もう1つは「文句を言う」という好ましくない行動です。保護者によっては、後者の好ましくない行動にとらわれてしまい、せっかく子どもがお風呂に向かったという好ましい行動を無視してしまうことがあります。
　このような場合には、無視した行動に対して代わりにしてほしい行動を具体的にあげてもらいましょう。その時、25％ルールを再度確認しながら現実的なレベルで代わりの行動

を考え、何を待ちながら子どものどんな行動を無視しているのかを検討していくことが大切です。実際に子どもがとった行動は何だったのかを時系列に明らかにしながら、ほめられそうな行動の変化はないか、実際によい変化がみられたらどんなふうにほめられそうか、ほかの保護者からも意見を出してもらいながら検討していくとよいでしょう。

ここまで聞いていくと、実際には子どもに肯定的注目を与えていたのに、保護者自身がそのことに気づいていなかった、ということもしばしばです。「上手にほめておられますよ」「無意識のうちに肯定的注目が出るようになっておられるようですね」などと、できていたことを伝え、保護者が「自分はできていたんだ」と実感できるように積極的に評価していきましょう。

●無視した行動は、そもそも無視が有効な行動か？

たとえば、子どもがその行動が大好きで没頭している、または子どもが本来やるべき行動をわかっていない場合などは、いくら無視して待っていても好ましい行動がでてこないかもしれません。たとえば「ゲームをやり続ける」「朝の支度をしないでボーッとしている」といった行動がそれらにあたります。

このような場合には、「今のお子さんに、自らその行動を止めることができますか？」と尋ね、保護者に検討してもらうことで、子どもの行動特徴、現状を再度理解できるよう促すとよいでしょう。もし子ども自身に行動の変化を求めるのが難しい場合、その時点では無視は有効ではないかもしれないことを伝え、今回のテーマである「効果的な指示の出し方」や、セッション7に出てくる「BBC（よりよい行動のためのチャート）」などを用いることを提案していきましょう。そして、無視が効果的に効きそうな別の行動がないかあげてもらい、どんなふうに無視し、どんな行動が出たらほめるかを具体的に一緒に考えていきましょう。

4　質問を受ける

この頃になると無視についても少しコツがのみこめてくる方が多いと思います。しかし、やればやるほど、疑問や難しさを感じる方もいるはずです。共感しながらていねいに保護者の質問に答えていきたいものです。

5　ロールプレイ

時間があれば、うまくいった例を一場面取り上げ、ロールプレイを通して全員で共有できるとよいでしょう。そして、ロールプレイを行ってみての感想、家庭でやってみての感想などを伺っていきましょう。

態度では関心を示さない無視を徹底しつつ、子どもの行動の変化を冷静に観察して、好ましい行動が出たらすかさずほめるというのは、口で言うのは簡単ですが、実際にやってみるのはとても難しいことです。そういった難しいことに保護者たちはチャレンジしてい

るのだ、ということをリーダーはねぎらい、ポジティブに評価し、「保護者自身も25％ルールで十分OK」ということを伝えていきましょう。

4．本日のテーマ「効果的な指示の出し方①」　前半　0：50

レジュメに沿って内容を説明していきます。その際には、ただレジュメを読むだけではなく、保護者の前でリーダーが実際に見本を示しながら説明していくと、保護者も実感がわいてきて理解がしやすいでしょう。

1　指示とは

「〜をしなさい」とか「〜を始めなさい」というように、その時に子どもがやるべき行動を伝えるコミュニケーションの手段です。

指示を伝える時には、保護者自身が真剣な声と態度で臨む必要があります。「今、これを言ったら反抗したり騒いだりするかしら」と子どもの機嫌を伺いながら指示を出してはいけません。親がためらったり、何を伝えたいのかを迷っていると、子どもに指示がうまく伝わらないかもしれません。時には「まだやらなくていいのかな？」と子ども自身が迷ってしまい、結果として「まだやりたくないって言ったらやらなくてよくなるかなぁ…」と親を試してくるかもしれません。

では「真剣な声と態度」とはどういったものなのでしょう？真剣に伝えるためといって感情的に訴えたり、大声で怒鳴る必要はありません。もしそういった方法でしか指示を出せず、子どもも強硬に指示された時しか指示に従えないようになると、いずれそういった指示に慣れてしまい、大きくなって親に少々大きな声で指示を出されても、指示に従えなくなるかもしれません。ここでは「お母さん（お父さん）は、今あなたにこうしてほしいと思っているのよ」ということを穏やかに、しかし毅然と伝える方法を学びます。そして、指示を出した後、子どもがその行動にとりかかったら、25％ルールですかさずほめることも大切なポイントとなります。

2　効果的な指示の出し方

では、実際に指示を効果的に伝えるためにはどのようにしたらよいでしょうか？具体的な方法について学んでいきましょう。

①子どもの注意を引く

　せっかく具体的でわかりやすい内容の指示を出しても、親が指示を出していること自体が子どもに伝わっていなければ意味がありません。見えないところや遠くからの指示では、親がどんなに大声をあげたり、何度指示を繰り返しても、子どもは親が何か言っていることには気づいても、言っていることの内容にまでは注意を向けにくいことがあ

ります。まずは子どもの名前を呼び、こちらに注意が向いていることを確認してから声をかけましょう。子どもの注意を引くために子どものそばに行ったり、または子どもを近くに呼び寄せるのもいいでしょう。子どもが何かに夢中になっている時は、何度か子どもの名前を呼んだり、肩を軽く叩いたりして、その子どもに合ったやり方で親のほうに注意を向けさせるようにします。

②視線を合わせる

　子どもに声をかけたら、子どもがこちらを見るのをしばらく待ちましょう。その際、子どもの視線の高さに姿勢を下げるとよいでしょう。視線を合わせるのをいやがる子どもに対しては強要せず、その子にとってもっとも話を聞きやすい適度な距離や姿勢を保つことを認めましょう。

③指示は短く具体的にわかりやすく

　子どもにしてほしいことを具体的な行動で伝えましょう。年少の子どもであるほど、わかりやすい言葉で、短く、具体的に伝えることが必要です。そのためには保護者自身がその時、子どもにどうしてほしいのかを明確にしておかなければいけません。

　たとえば、「お風呂に入りなさい」「宿題を始めなさい」など、してほしい行動の内容を具体的に伝えることが大切です。「ちゃんとしなさい」というような漠然とした言い回しでは、子どもは「ちゃんとする」とはどういうことかがわからずにとまどってしまうかもしれません。また、なかなか宿題を始めない子どもに対して「何する時間だっけ？」「今、何時だと思ってるの？」というようなあいまいな促しをしたために、「ゲームする時間」「今は8時30分だよ」といったような字義通りに受け止めた答えが返ってくるかもしれません。

　親は指示を出す時、なぜそれをしなければいけないのかを長々と説明したり（例：「今、お風呂に入らないと遅くなって、また明日起きられなくなるでしょ」）、過去の経験からいかに子どもがうまくできていないかをお説教してしまう（例：「いつもお母さんが言ってるのをちゃんと聞いてないからできないんでしょ」）ことがあります。これらは指示ではありませんし、何をしたらよいのかという本来のメッセージが子どもには伝わらないばかりか、叱られたという感じしか子どもに残らないかもしれません。

④落ち着いて、口調はきっぱりと言い切る

　「片づけてくれる？」「宿題やったら？」と促して、「いや！」とは言われたくないものです。お願いするような言い回しや尋ねるような言い方では、親の本気さや真剣さが伝わりにくくなることがあります。また、子どもによっては「自分で決めていいんだ」と勘違いしてしまい、「やらない」と返事をしたために、親に叱られるという結果を招くことになるかもしれません。「おもちゃを片づけなさい」「宿題をする時間よ」というようにできるだけ言い切りの形で指示を伝えましょう。子どもも余計な迷いを感じなくて済むはずです。

⑤25％ルールでほめる

　子どもが指示した行動に取りかかったら、タイミングを逃さず、その子に合った肯定的な注目を与えましょう。そのためには指示を出した後、少し待って、距離をおいて様子を見ながら、子どもの行動の変化に意識を向けておくことが必要です。文句を言いながらでも指示した行動に取りかかったのであれば、文句を言うという行動（好ましくない行動）は無視して、指示した行動に移ったことをほめましょう。

3　CCQ；Calm（穏やかに）、Close（近づいて）、Quiet（静かに）

　指示を出す時は、CCQ（気持ちを穏やかにして、子どもに近づいて、声のトーンを抑えて）で伝えます。これが指示を出すときのもっとも大事なポイントです。「指示といったらCCQ」というくらい、おまじないのように繰り返し強調し、保護者に理解してもらいましょう。

●CCQとは

①C：Calm…あなた自身が穏やかに

　お母さん（お父さん）自身が自分の気持ちをコントロールして落ち着いて指示を繰り返すことが大切です。「イヤだ！」「やりたくない！」という子どもの反応に振り回されず、そこには注目せずに（＝無視）、冷静に落ち着いて、一貫した態度で指示を出しま

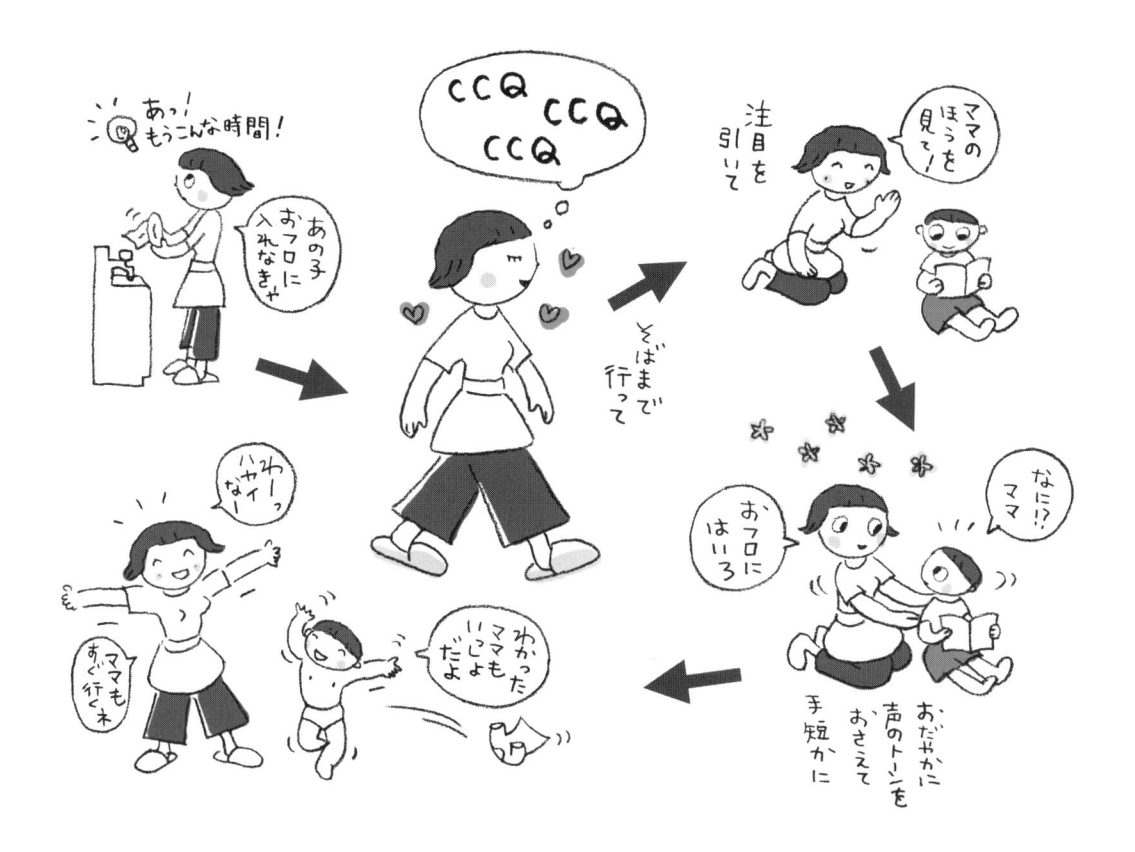

しょう。

② C：Close…子どもにもう少し近づいて

　遠く離れた所や見えない所から指示を出すのではなく、子どもが指示を出しているお母さん（お父さん）を認識し、注目できる距離に近づきましょう。

③ Q：Quiet…声のトーンを抑えて静かに

　抑えたトーンの声を保って静かに指示を繰り返しましょう。一度で聞かないからといって二度目、三度目には声を荒げたり、大きなボリュームで訴えるのは得策ではありません。大声を張りあげたり感情的にトーンをあげると、その声の調子に反応して子どもも感情的になったり、逆に「何か怒っているな」と承知はしていても、言っていることの内容が子どもには理解しにくくなってしまうことがよくあります。

4　指示を繰り返す

　指示を出す時、1回目は穏やかに出せるけれども、2回目、3回目となるとイライラしてきたり、つい声が大きくなってしまうといったことはないでしょうか？保護者の方にお話を伺っていくと、子どもに対して「1回で言うことを聞いてほしい」「なぜ何度も同じことを言わせるのか？」と苛立ち、それが悪循環を引き起こす引き金になっていることが少なくないように感じます。

　では、実際に子どもは1回で保護者の言うことに従うでしょうか？朝、自分一人で起きて着替え、顔を洗い、朝食を食べ、時間になったら何も言われないでも一人で学校へ向かえるでしょうか？答えはNOです！現実的に考えると、何度か指示を繰り返す必要があることは明白なのです。そのことについて保護者の方が改めて認識できるよう、子どものことを思い出してもらいながら、促していきましょう。

　子どもが何か別の行動に夢中になっている時ほど、一度だけの指示ではその行動に移るのは難しいことを伝え、CCQで何度か指示を繰り返す必要があることを説明しましょう。その時、子どもが従うまでずっとつきっきりでそばにいると、子どもはプレッシャーを感じるかもしれません。指示が否定的な注目にならないために、一度の指示で従わないようなら、一旦、その場を離れて少し時間をおいてから、2回目、3回目の指示を繰り返すとよいでしょう。そうすることで親は少し気持ちをコントロールする余裕ができるのでイライラしなくてすみ、親側にとっても有効です。

　指示を繰り返しても子どもがすぐに従わないと、つい、声の調子がきつくなったり大声になってしまいがちです。同じ調子を保って冷静に淡々とCCQで繰り返すことがとても大切であることを再度、確認しましょう。何度繰り返しても従わない時は、今後出てくる「選択させる」方法や「〜したら、…できる取り決め」「BBC」などの別のスキルを使ってみましょう。それでもダメなら「警告」を与えますが、これらについては8回目のセッションで用意されていることを伝えます。まずはうまくいきそうな簡単なところから指示を出してみることを提案しましょう。

また、現実的な指示の内容や伝え方を検討することも大切です。子どもの特徴と状況に応じて、実際にその子どもができると思われる無理のない行動を指示として出しましょう。保護者によっては、その子の発達状況ではまだ難しい、困難な行動を指示していることがありますので注意しましょう。子どもにとって、「その行動ができるのにそれを嫌がってやらない」のか、「気づかなくてしていない」のか、それとも「やろうと思ってもできない」行動なのかを子どもの特徴と照らし合わせながら判断しつつ、リーダー・サブリーダーは話を伺っていくことが必要です。

5．質疑応答　1：00

本日のテーマ「効果的な指示の出し方①」について保護者から質問を受けましょう。しばしばみられる質問を以下にＱ＆Ａ形式にまとめておきました。参考になさってください。

「効果的な指示の出し方①」に関してよく出される質問 ＆リーダーがしばしば感じる疑問　Q&A

Q1　指示は、命令とどう違うのですか？

> Ａ１：何度言っても子どもが言うことを聞かないと、つい怒鳴ったり強い命令口調になってしまいがちです。しかし、怒鳴り声で、ある行動を子どもにさせるのは親も気持ちがいいものではありませんし、やらされている子どものほうもイヤなものです。
> 　ここでいう指示と命令は保護者の言いたい内容を伝える伝え方に違いがあります。たとえ一度の指示で子どもが保護者の言うことを聞かなくても、保護者は気持ちをコントロールしてエスカレートせず、穏やかに伝え続けることに意味があります。
> 　また、指示は、子どもがやるべきことを明確に伝え、子どもが指示に従ったらすかさずほめるところまでもっていくことが目的ですから、「従ったらおわり」ではないことも命令との違いでしょう。子どもがブーブー文句を言いながらでも、指示した行動に移ろうとした時には、それがとてもよい行動であること、それを保護者がきちんと気づいていることを知らせます。子どもは不満を言いながらも、最終的にはやらなければいけないことがうまくでき、保護者に認められた体験をすることができるのです。このように、指示は子どもが日常生活のなかでやらなければならないことを親子でスムーズに運ぶための１つの効果的な方法なのです。

Q2 真剣な態度で「穏やかにきっぱり言い切る」というのがよくわからないのですが…

A2：「真剣な態度」というと怒ったような表情や厳しい口調を想像される方が多いようです。しかし、それでは否定的な注目になってしまいますし、決してそのような表情や口調でないと親の真剣な思いが伝わらないということもありません。「今はこれをしなければいけないんだよ」「それはやめなさい。〜する時間です」ということを穏やかに、毅然とした態度で伝えるということです。決して子どもを非難するのではなく、温かく、子どもを育む姿勢がそこには表れているといえるでしょう。

言葉だけで保護者に理解していただくのは難しいと思われますので、ロールプレイを行い、体験を通して実感していただけるとよいでしょう。リーダーやサブリーダーの穏やかで毅然としたロールプレイに、保護者もハッと気づかれるのではないでしょうか。

Q3 弟がもっているおもちゃをすぐに取り上げてしまうので、「勝手にとっちゃダメ」と指示するのですが改善しません

A3：やめてほしい行動を伝えるだけでなく、その代わりにどう行動したらよいのかを伝えましょう。勝手に弟のおもちゃを取り上げた子どもに対して「人のものをだまってとってはいけません」と言うだけでは、子どもはそれならどうしたらいいのかがわからないかもしれません。「『貸して』ってお願いしてから借りなさい」と、その子どもにできそうな好ましい行動を併せて指示すると、子どもにとってわかりやすく効果的です。そして、1回でもうまくできた時があれば、すかさず「ちゃんと『貸して』って言えたね」などとできたことをほめてあげましょう。

Q4 親としてはいちいち細かいことを指示したくない、子どもに自主的に動いてほしいと思うのですが…

A4：待っていれば、その子どもはその状況に応じた好ましい行動ができるようになりそうでしょうか？言われれば気づくが、今やっている行動に没頭してしまうとなかなか自分から次の好ましい行動に気づけない、という子どももいるでしょう。また、広汎性発達障害の特徴のある子どもや幼い子どもの場合、その状況でどう行動すべきなのかをわかっていないこともよくあります。どうすべきかわかっていない子どもや自分で気づけない子どもに、行動の好ましい変化をいくら待っていても、親はイライラし、疲れてしまうだけでしょう。結局、最後には子どもは「いつまでそうしてるの！」と叱られ、混乱してしまうかもしれません。現実的になりましょう。まずは子どもがやるべきことが何であるのかを具体的に指示し、従えたらほめることから始めましょう。

　効果的に指示を出すと子どもは何をどのようにしたらよいかが理解できますから、好ましい行動が増えていきます。あらかじめ行動レベルで「こうすればいいんだ」「こうすれば認められる」という内容を具体的に示してもらったほうが、子どもにとっては親が何を求めているか、自分が次に何をすればいいのかがわかりやすいのです。そして、指示に従えたことを保護者にほめられることによって、「こうすればいいんだ」、と実感でき、徐々に習慣的な行動に結びついていくでしょう。

Q5 今までも行動を細かく具体的に指示してきたつもりなのですが、子どもはすぐに遊び始めてしまったり、自分の楽しみのほうへいってしまって、指示された行動をやり遂げることができません

A5：指示の内容が今現在の子どもには難しすぎるということはないでしょうか？子どもがやりたくなくて行動しないのか、やろうと思っても今の発達段階ではできないことなのかを冷静に見極めることが大切です。そして、子どもができる範囲での指示を出してみましょう。また、どうすれば指示された行動をやり遂げられるのか、改めて検討してみることも必要です。注意の問題を抱えている子どもは、指示された行動をやり遂げる前に注意が逸れたり、別のものへ興味が移ってしまうことがよくあります。課題をやり始めた時、やっている時、終わった時など25％ルールでほめることを思い出してみましょう。子どもが課題をやり遂げられるようにするためにどんなサポートが必要なのか、具体的に考えていきましょう。

　一度にたくさんの行動を指示していませんか？一度にたくさんのことを指示されても、すべての内容を記憶し、行動に移すことは非常に難しいものです。指示を出す時は一度に1つの行動を指示するようにしましょう。それができたらほめて次の指示を出す、というように、段階を追ってわかりやすい指示を繰り返してみることを促してみましょう。

Q6 指示すると、「怒ってるの?」とか「そんなふうに強く言わないで」などと子どもに言われたことがあります。どうしたらよいでしょう?

A6:今までの指示の出し方をふりかえってみましょう。何度言っても聞かないと、つい「いつになったらやるの!?」「いい加減にしなさい!」などというように、親の側が感情的になっていなかったでしょうか? 親にためらいがあって「宿題やったら?」「もう寝たほうがいいんじゃない?」など促しの形でメッセージを送って、それでうまくいかないと最終的に雷を落として強制的にやらせる形になっていた、ということはないでしょうか? その場合、本来、保護者が伝えたかったメッセージがうまく伝わっておらず、最終的に保護者が怒ってしまったことだけが子どもにメッセージとして受け取られていたのかもしれません。

　ここで扱っている指示とは、子どもがやるべき行動を具体的に、子どもに伝わりやすい形で伝えるコミュニケーションの手段です。指示を出す際、親の側が感情をコントロールして穏やかに、しかも真剣な態度で、シンプルな指示を繰り返すことが大切です。これを心がけて指示を出すと、子どもにやってほしいことのメッセージが伝わりやすく、子どもは指示に従いやすくなります。まずは保護者の気持ちが落ち着いているときに、ぜひ、試しにCCQで指示を出していただきましょう。

　また、子どもによっては「〜しなさい」と言う口調に敏感に反応し、命令されたように感じる、ということがまれに聞かれます。「〜する時間よ」「〜します」「〜してね」など、子どもに合った指示の言葉を考えてみましょう。ただ、「〜したら?」「〜してくれる?」などの疑問形での指示はやめましょう。「いや」といわれたら、こちらも腹が立ちますから!

6. ロールプレイ　　　　　　　　1:05

　CCQで指示を繰り返すというのは、口で言うほど簡単ではありません。なかなか指示に従おうとしない子ども役の保護者に対して、常に同じ調子で、穏やかにそばに寄って静かに指示を繰り返す練習を実際にしてみましょう。また、CCQで出された指示と、今までの指示(離れた所から大声で、しかも声は次第に感情的になるような)とどう違うかも体験してもらいましょう。

●ロールプレイの手順

① 指示してみたい内容を保護者にあげてもらいましょう。そのなかから、できるだけシンプルでやりやすそうな場面・指示を1つ選びます。その際、保護者は非常に困っている場面をあげてこられることがあります。指示のロールプレイとして扱える内容であれ

ばよいのですが、指示だけでは子どもの行動が改善しないような場面や長いストーリーを伴った場面だと、この段階でのロールプレイとして取り上げるのは適当とはいえないでしょう。ここではあくまでも指示の練習（ロールプレイ）をすることが目的なのですから。そこで、例としては扱いにくい場面しか出てこない場合に備えて、あらかじめリーダー・サブリーダーは取り組みやすいロールプレイの内容を用意しておくとよいでしょう（例：遊んでいる子どもに「お風呂に入りなさい」と指示する、など）。

② 選んだ場面の行動に対して、保護者がいつもどのように指示を出しているか、日常の様子をくわしく説明してもらいましょう。たとえば、「リビングでテレビゲームに熱中している子どもに、台所から大きな声で『お風呂に入りなさい』と繰り返すが、何度言ってもきかないので腹が立ち、子どものそばに行って、叱って、お風呂に入らせる」といった具合です。保護者と子どもの位置関係や、どのような調子で、どういう言葉で指示を出し、結果的にどういう結末になることが多いのか、というようなことを具体的に伺っていきます。

③ 実際にロールプレイをしてみましょう。保護者が母親（または父親）役、サブリーダーが子ども役になり、いつもの様子を再現します。

④ CCQを使った指示のロールプレイをしてみましょう。保護者が子ども役、サブリーダーが親役に役割を交代し、CCQを取り入れた指示の出し方の見本を示していきます。その際、セリフを大まかに設定してサブリーダーがホワイトボードに書き出してから行ってもいいでしょう。

⑤ 子ども役を演じた保護者に感想を尋ねましょう。以下のような感想が多く聞かれます。

「そばに来られて目を見られると聞かなきゃって気になりますね」
「大声で怒鳴られるよりも効き目がありそう」
「同じ調子で繰り返されると、だんだんやらなきゃって気がする」
「お母さんは本気だなって思いますね」
「穏やかなんだけど、言うこと聞かなきゃって気になりますね。全然怖くはなかったです。後でほめられてうれしかったし」

　ロールプレイを通してCCQで指示を出すことの効果を各保護者に子どもの立場で体験していただきましょう。

⑥ 同じ保護者に、もう一度、親役になってもらい、今度はCCQを用いてロールプレイを行っていただきます。その際、子ども役は別の保護者に演じてもらいましょう。そして、まずは子ども役の保護者に感想を聞き、続いて親役の保護者にやってみた感想を尋ねましょう。

⑦ 子ども役をやった保護者が今度は親役になり、別の保護者が子ども役を行います。こうして順番に全員が1回ずつ親役と子ども役を体験できるとよいでしょう。そして、毎回、ロールプレイを演じた保護者に感想を尋ねてみましょう。子ども役の方からは「そ

ばに来られると思わず聞いちゃう」「やらなきゃという気になる」という感想が、親役からは「そばに行ったほうが大声を出さなくていいからラクみたい」というような感想がよく聞かれます。しかし、なかには「毎回、CCQで繰り返せるか自信がない」と不安を感じられる方もおられるかもしれません。「今までとは違ったやり方をやってみようとしているのだから、初めはうまくいかなくても当たり前。まずはやってみましょう！」と背中を押してあげましょう。

⑧　ロールプレイ中、保護者はつい指示を出すことに夢中になってしまい、せっかく子ども役が指示に従っているのにほめることを忘れてしまいがちです。指示を出したら終わりではなく、指示に従った子どもをほめることが大切であることを強調しましょう。

⑨　リーダー・サブリーダーは、それぞれのロールプレイの様子を観察し、よい点を具体的に指摘し、保護者をほめ、ねぎらいましょう。

7．本日のテーマ「効果的な指示の出し方①」　後半　1:15

指示のコツ・CCQを学んだところで、さらにCCQを使っての指示のバリエーションを学んでいきます。ここでは「予告する」というスキルを学びます。

●予告とは

予告とは、今している活動をもうすぐやめて、ほかの行動に移らなければいけないことをあらかじめ知らせることです。

大人でも夢中になってやっていることを、突然「終わりにして」と言われたら、なかなか受け入れる気にはなれないでしょう。切り替えの難しい子どもであればなおさらです。そこで、あらかじめ子どもにわかりやすい回数や時間を示して、今の行動をやめる準備の時間を与えるのです。そして、時間や回数がきたら、やるべきことをするように声をかけましょう。子どもは突然、今やっていることを終わるように言われるよりも、ずっと指示に従いやすくなるものです。

子どもの行動（遊びなど）を止めさせる必要がある時間の5分前、10分前、あるいは15分前に予告をしましょう。時には、「あと3回よ」と回数で言ってもいいかもしれません。これは「あと○分」あるいは「あと×回やったら、今やっている活動を終了する」ことを告げていますが、同時に、「あと○分」あるいは「あと×回やってもいいんだよ」という許可を示すことにもなるのです。ですから子どもはすぐに終わらされるのではなく、ある程度、今やっていることを認められ、尊重してもらったうえで、終了までに猶予を与えられたことになりますので、より保護者に協力的になるのです。

そして、子どもが従ったら、やはりほめましょう！これがとても重要です。ほめられることで、子どもはこうしたらほめられるということが具体的に理解でき、またほめられよ

うと同じ行動を繰り返し、好ましい行動が増えていくのです。

予告はすべての子どもにとって有効ですが、特に広汎性発達障害の特徴をもっている子どもにとっては、先の見通しを立て、行動の切り替えをスムーズに促してくれることに役立ちますので、非常に効果的です。

> **例**
>
> 「ケン、あと10分で夕食よ。10分したらテレビを消しなさい」
> ―5分後―
> 「ケン、あと5分したらテレビを消します」
> ―10分後―
> 「ケン、時間が来ました。テレビを消します」
> ―ケン、ブツブツ言いながらもテレビを消す―
> 「テレビ、ちゃんと消せたね。えらいよ、ケン。さあ、ごはんにしましょう」
> ＊ここでは、「ブツブツ」は無視して、テレビを消せたことを具体的にほめ、次の活動にも誘っています。

8．ロールプレイ　　1:20

時間が許すようであれば、ここで再び「予告」のロールプレイを入れましょう。今回は「指示のコツ」が終わったところで1回目のロールプレイを設定していますが、リーダー・サブリーダーがグループ進行に慣れてきましたら、一気に「予告」まで説明し、その後にまとめてロールプレイを入れてもよいでしょう

「予告」で指示を出す場面を保護者に検討していただくと、保護者から「いつも私が思い立った時に突然、指示を出していました。これでは子どももとまどいますよね」「こちらが余裕をもって声をかけないといけませんね」「意外と親のほうがバタバタしていて、気がついた時には遅くなっているのであわてて何かをやらせようとしていたことが多かったことに気がつきました」などという感想がしばしば返ってきます。今までは「指示に従わない子」と考えていたけれども、実は「子どもが従える指示を出す」ことが大切だった、ということに気づかれる保護者の感度のよさや視点の変化に驚かされる時期でもあります。

9．全体を通しての質疑応答　　1:25

全体を通しての質問を受けましょう。

10. 宿題の説明　　　1:28

　今回の宿題「指示の出し方」の説明をしましょう。次回までに、実際の家庭場面で、「指示のコツ」「CCQ」「指示を繰り返す」「予告」を使った指示の練習をし、それらを記録していただきます。保護者が出した指示とそれに対する子どもの反応をやり取りの形で記録していただきましょう。

11. 前回の宿題の回収　　　1:30

　前回（セッション4）の宿題「子どものよいところをキャッチする」のプリントを回収します。

このセッションを終えて

お疲れさまでした！これでセッション5は終わりです。

グループが始まって3か月程が経ちました。各保護者は「ほめる」「無視」が上手になり、子どもも少しずつほめられることに慣れ始めているものと思われます。それに伴って、親子の悪循環に代わってよい循環の兆しが見え始め、指示もより通りやすくなっていることでしょう。

ただこの頃は、保護者間のスキル習得に差が出始める時期でもあります。必要に応じて「行動とは」「行動を3種類に分ける」「ほめる」「無視」の復習を取り入れたり、保護者の取り組みがスムーズにいくよう行動のとらえ方や子どもの障害特徴を整理したりするなど、リーダー・サブリーダーには柔軟にプログラムを進めていくことが求められます。

このセッションのPoint

★指示とは、その時に子どもがやるべき行動を伝えるコミュニケーションの手段です

★いつもCCQを心がけて。CCQとは…
  * C：Calm　あなた自身が穏やかに
  * C：Close　子どもにもう少し近づいて
  * Q：Quiet　声のトーンを抑えて静かに

★子どもが指示に従ったら必ずほめましょう（25％ルール）

レジュメ（例）

セッション5．子どもの協力を増やす方法①—効果的な指示の出し方①—

1．前回の復習＆宿題

　・無視とほめるの組み合わせはできましたか？

　・どのような行動を無視しましたか？　無視の後にどのような肯定的な注目をしましたか？

2．指示

　①指示＝コミュニケーションの道具

　　☆「～を始めなさい」「～はやめなさい」とやるべき行動の内容を伝えること

　　☆お説教とはちがいます！

　②指示を子どもに伝えるためには、**真剣な声と態度**が必要

3．効果的な指示の出し方

　①子どもの注意を引く

　②視線を合わせる

　③指示は短く、具体的に

　④落ち着いて、口調はきっぱりと、言い切る

　　　○「宿題しなさい」「お皿を机に運んでね」「さあ、寝る時間よ」

　　　×「宿題する？」「お皿を机に運んでくれる？」「寝れるかしら？」

　⑤どんな小さなことでも子どもが従おうとしたらすぐにほめる

4．CCQ：指示を出す時には常にCCQを心がける

　　　　　　　　┌─────────────────────────┐
　　　　　　　　│　C：Calm　あなた自身が穏やかに　　　│
　　　　　　　　│　C：Close　子どもにもう少し近づいて　│
　　　　　　　　│　Q：Quiet　声のトーンを抑えて静かに　│
　　　　　　　　└─────────────────────────┘

5．指示を繰り返す

　　子どもは1回の指示で、指示に従うとは限らない。時には指示を繰り返す必要がある。指示を繰り返す時には、常にCCQ

①子どもが指示に従うまで、少し時間を与える

　　すぐに指示に従わないなら、視線をそらしてその場を去る

②子どもが必要とすると思われる回数指示を繰り返す

③もし、子どもが指示に従った、あるいは従おうとしたら、すぐにほめる

④指示を繰り返しても従わない時は「警告」を与える

6．予告する

　　「予告」＝今していることをもうすぐ止めて、ほかのことをしなければいけないことを子ども
　　　　　　に知らせるための声明のようなもの

☆予告することで、子どもは行動を切り替える準備ができる

☆「あと5分で夕食よ」「あと3回で終わろうね」

　　＝今の行動を許可すること。時間や回数がきたら、やるべきことをするように声をかける

☆子どもが従ったらほめる！

7．宿題「指示の出し方」

宿題：指示の出し方

名前 _____　　子どもの名前 _____

日時	あなたが出した指示	子どもがそれに対してしたこと／言ったこと
例) 5月23日(日)	1）5分したら、おもちゃを片づけるよ	1）うん、わかった
	2）（5分後）さあ、片づける時間よ	2）えー、まだいやだ
	3）（CCQで）片づける時間よ	3）（怒って、箱におもちゃを投げ入れる）
	4）（すかさずほめる）お母さんも手伝うね	4）（まだ怒っているが、おもちゃを片づけ、ついに片づけ終わる）
	5）上手に片づけられたね。さあ、本を読んであげようね	5）（嬉しそうに、本を読んでもらうためにそばに寄ってきた）

セッション **6**

子どもの協力を増やす方法②
―効果的な指示の出し方②―

Introduction 前回の「予告」に続き、今回はさまざまな「指示」のバリエーションを学びます。どのスキルも、基本はCCQ（自分自身が落ちついて、子どもに近づいて、穏やかに）であることを確認しましょう。保護者自身が気持ちをコントロールして指示を出すことが大切です。

ただ、ここで学ぶすべての指示のバリエーションを使いこなさなければいけないわけではありません。保護者によって使いやすいスキルや苦手なスキルがあるかもしれません。また、子どもにとっても受け入れやすい指示や受け入れにくい指示があるかもしれません。さまざまなやり方があるということを知ってもらい、保護者や子どもの特徴によって、どんなタイプの指示の出し方が使いやすいか、とにかくまずは試して見つけ出してもらいましょう。

1．本日のレジュメの配布

セッションが始まる前に、レジュメを配布します。今回は「子どもの協力を増やす方法②―効果的な指示の出し方②―」のシートと宿題シート「指示の出し方」を配ります。

2．前回の要点の確認　　　　セッション開始 0：00

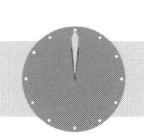

セッション5の要点を簡単に説明し、内容をふりかえります。前回のセッションで学んだ内容を思い出してもらい、誤解なく宿題に取り組めたかどうかも確認し、これからのコメントを引き出す準備をします。

●説明のポイント

① 指示とは…
② 効果的な指示の出し方
③ いつもCCQを心がけて指示を繰り返す
④ 子どもが指示に従おうとしたら必ずほめる！
⑤ 予告とは…

3．前回の宿題　　　　　　　　　　　　　　　0:05

1　宿題の内容を報告してもらう

　前回のふりかえりを踏まえたうえで、前回の宿題「指示の出し方」について、保護者一人ひとりに報告してもらいましょう。まずはうまくいった例からあげてもらうとよいでしょう。ホワイトボードに書き出すと状況がわかりやすく保護者全員で共有しやすくなります。

ホワイトボード記入（例）

保護者名	出した指示／どのようにほめたか	子どもがそれに対してしたこと・言ったこと
Aさん	1）CCQで「あと5分したら宿題始めるよ」	1）「わかった」
	2）CCQで「時間になったよ。宿題する時間よ」	2）「引き算できないからイヤだ」とぐずった
	3）「手伝うから大丈夫。ママと一緒にやろう」	3）「できないんだよ」と言いながら、ランドセルから宿題のプリントを出した
	4）「宿題始めるんだね。一緒にやってみようね」	4）鉛筆を持って考え始めた
Bさん	1）テレビを見ているとき、番組が終わる5分前にCCQで「このアニメが終わったらお風呂に入りなさいね」	1）「うん、わかった」
	2）5分後、CCQで「さ、お風呂に入ろう」	2）素直に「はーい」と言って、お風呂に向かった
	3）「ちゃんとテレビ消してお風呂だね。えらいね」	3）「うん！」と機嫌よく服を脱ぎ始めた
Cさん	1）寝る前、「歯みがきしてね」	1）「めんどくさいなー」と言いながら、洗面所に行った
	2）「すぐに歯みがきするんだね。感心だな」	2）歯みがきを始めた
	3）「シャカシャカいい音がしてるね」	3）ニコニコしながら、一層熱心にみがき続けた
Dさん	1）部屋いっぱいに散らかしたまま、テレビを見ようとしたので、CCQで「おもちゃを片づけなさい」	1）「えー、あとで」
	2）何度かCCQで「おもちゃを片づけなさい」	2）「どうせまた遊ぶもん」「何で今やらなきゃいけないの」など屁理屈をこねた
	3）CCQで「おもちゃを片づけてからテレビにしなさい」	3）「うるさいなー」と怒って、おもちゃを箱に放り込む
	4）「じゃ、お母さんも一緒に片づけよう」	4）まだ怒っている感じだが、片づけを続けた

保護者が出した指示、子どもがそれに対して行ったことについて明らかにしながら、サブリーダー（またはリーダー）が書き出し、整理していきます。リーダー・サブリーダーは、保護者がCCQで指示を繰り返したことや、子どもの文句やぐずりは無視して子どもの好ましい行動の変化をとらえてほめることができていた点などにポジティブに注目し、肯定的なフィードバックを返していきましょう。従来出していた指示とどんなふうに違ったか、子どもの反応も含めて感想を伺ってみるとよいでしょう。

2　宿題内容を検討する

　CCQや予告を使ってみてどうだったか？どんな点に注意して指示を出したか？今までの指示の出し方をした時と子どもの反応はどんなふうに違ったか？難しかった点はどんなところか？など感想を聞いていきましょう。

　リーダー・サブリーダーは、保護者が具体的でわかりやすい指示を出していること、子どもの小さな反抗や文句は無視して、その後の子どもの好ましい行動の変化に注目してほめているところなどを取り上げて、肯定的に評価していきます。なかにはあいまいな言い回しになっていたり、一度に複数の指示を出していることがあるかもしれません。そのような場合には、前回のレジュメに戻って再度、復習していきましょう。

　保護者によっては、難しそうな行動を指示に出して、子どもがその指示に従えていないと「失敗した」と感じる方がいるかもしれません。子どもがその行動をやりたくなくてしていないのか、やろうとしても今の発達段階ではできないのか、もう一度考える機会を設けてもよいでしょう。そして、保護者自身が現実的に考えて、できそうな簡単な事柄から指示を出してみるよう促していきましょう。

3　ロールプレイ

　時間があれば、うまくいった例を一場面取り上げてロールプレイで全員に体験してもらい、共有できるとよいでしょう。

4．本日のテーマ「効果的な指示の出し方②」　0 : 45

　レジュメに沿って内容を説明していきます。その際には、保護者の前でリーダーが実際に見本を示しながら説明していくと、保護者も実感がわき、理解がしやすいでしょう。

1　「選択させる」とは…

　2つ以上の可能性のあるやり方を提案し、そのうちの1つを子どもに選ばせる方法です。子どもは自分が決める権利を与えられるので、気持ちよく指示に従うことができます。

　たとえば、「黄色のパジャマにする？それともしましまのパジャマにする？」と子ども

に指示を出したとします。ここで親が意図しているのは、「パジャマに着替えなさい」ということです。黄色のパジャマを選んでも、しましまのパジャマを選んでも、どちらでもよいのです。要は、パジャマを着てくれさえすればよいのです！ここで、子どもが親の提案したもののうち1つを選べたら、即座にほめましょう。そして着替えたら、さらに着替えた行動をほめることもできるでしょう。

　子どもがもし親にとって受け入れ可能な第3の選択肢、たとえば「水玉のパジャマがいい！」と提案してきたらそれを採用しましょう。パジャマを着てくれさえすればいいのですから！

　一方、子どもがどちらもイヤだと言ったら、あるいは子どもが提案してきた第3の選択肢が不可能な提案であったら（たとえば、洗濯中で今日は着られないパジャマであったり、古くなって先週捨ててしまったパジャマだったりしたら！）どうしたらいいでしょうか？その場合は、CCQでもう一度、簡潔に同じ指示を繰り返し、選択する機会を与えましょう。ここで子どもが選択できたらほめます。

　それでも選ばず嫌がったら、「じゃあ、今日は、お母さん（お父さん）があなたのために決めるね」と親が決めることを穏やかに、平常心で宣言し、どちらか1つを選びます。そして最終的に同意に至ったらほめましょう。

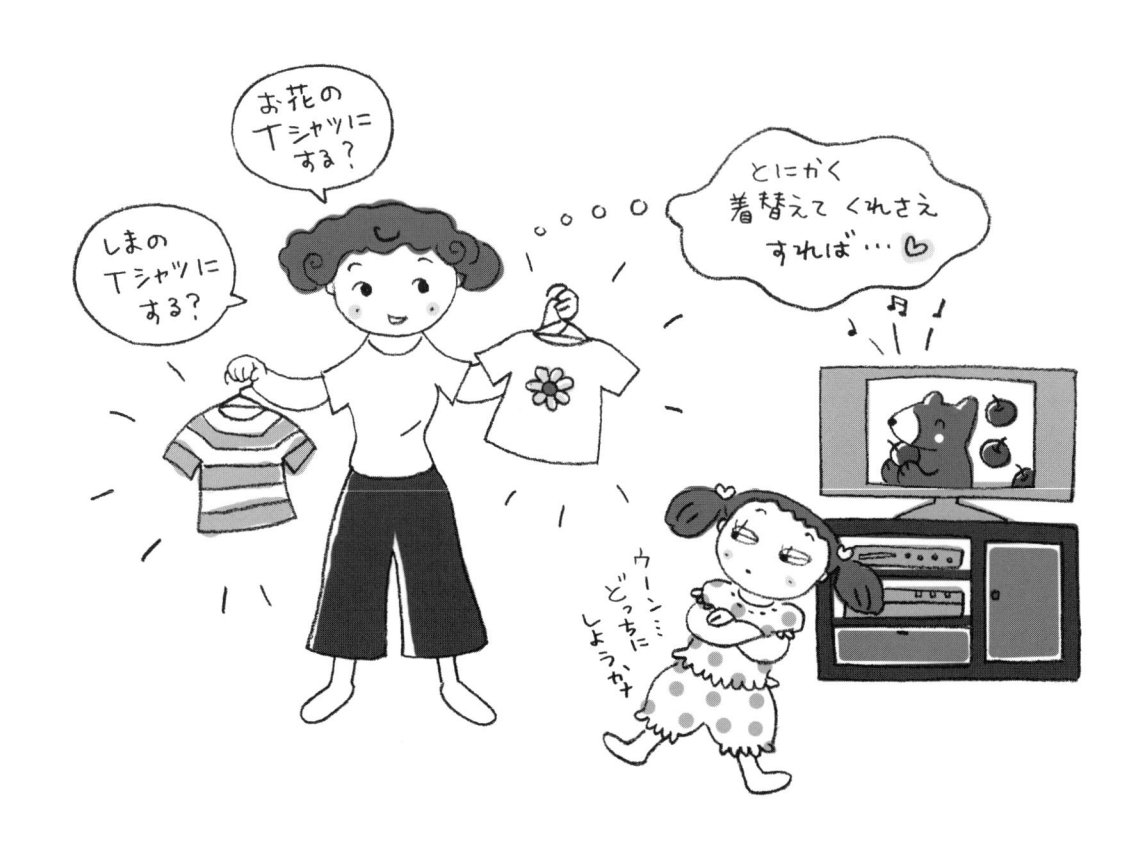

2　「～したら、…できる」という取り決め

　これはある行動、あるいは課題をする代わりに「特典（いつもは手に入らないプラスアルファなもの）」を与えるという取り決めを提案する方法です。たとえば「今すぐお風呂に入ったら、お風呂あがりに好きなヨーグルト食べていいよ（いつもは小さな乳酸菌飲料を飲んでいるだけ）」といったような提案がそれにあたります。

　子どもは親に協力する代わりに特典を手に入れることができるので、もめごとが少なくなります。また、親に指示された行動をするかしないかは子ども次第なので、しない場合でも子どもは引き換えの特典を失うだけで、決して叱られたり、何か罰則が与えられるようなことはないのです。つまり、今すぐお風呂に入らないからといって、ヨーグルトが食べられないだけでなく、楽しみにしているいつもお風呂あがりに飲んでいる乳酸菌飲料まで取り上げられるようなことはないということです。

　特典は高価な特別な品物である必要はありません。プラスアルファの特別な機会や品物で、子どもが楽しみにしていて親も負担なく与えられるもの、そして親にとっても子どもにとっても、指示されている行動の交換条件として適正なものであることが求められます。たとえば、おやつやおこづかいなどでもいいですし、子どもがこれからやりたいと思っている活動、たとえばスペシャルタイム、散歩やちょっとした買い物、ゲーム、いつもは行かない公園に遊びにいく、テレビをいつもより15分長く見る、ペットと遊ぶ…など何でもよいのです。子どもが何を喜ぶのか、どういったことに興味があるのかなどを普段から観察し、知っておくと、特典を検討する際に役に立つでしょう。

3　子ども同士の力を利用して協力を促す

　これは二人以上の子どもがいる場合に、好ましい行動をしているほかの子どもをほめることによって、好ましくない行動をしている子どもがその行動をやめて、好ましい行動に移れるよう促すという方法です。

　その際、注意しなければいけない点は、決して子ども同士を比べたり、誰か一人の子どもを非難するようなことがあってはいけないということです。ここでの目的は、子どもに自分で好ましい行動に気づかせ、親への協力を引き出すことであって、子どもを叱ったりけなしたりすることでは決してないからです。

> **例**
> ○「太郎、もう着替えられたんだね。早いね」
> ×「花子、見てごらん！太郎はもう着替えられてるじゃない」
> ×「太郎はできるのに、どうして花子はできないんだろうねぇ」

4 ブロークンレコード・テクニック（ぶっ壊れレコード）

近年あまり見かけなくなりましたが、以前はレコードをよく目にしました。リーダー・サブリーダーの方や保護者の多くがまだレコードをご存知の世代だといいのですが…。

傷がついたレコードをプレーヤーにかけると、同じところを何回も何回も繰り返します。これと同じように、子どもが屁理屈を言って親の注意をそらそうとする時、親が指示する内容をただシンプルに繰り返す方法を「ブロークンレコード・テクニック」と言います。

この方法を用いることで、屁理屈をこねたり、「ああ言えばこう言う」といったやり方で親の見方や注意をそらそうとする子どもにいちいち反応して振り回されることなく、一貫して指示のメッセージを繰り返すことができます。その際、効果的にするためには、声の調子を変えず、落ち着いて、冷静に、穏やかに、同じセリフを繰り返すことが大切です。そして、指示した行動を子どもが始めようとしたらすかさずほめましょう。

> **例**
>
> ① いつものやりとり（子どもの言い分に1つひとつ反応して悪循環を起こしている例）
>
> 親：もう寝る時間よ、ケン
> 子：だってまだ8時半だよ
> 親：8時半は十分遅い時間よ
> 子：8時半に寝なくちゃいけない子なんて、クラスには一人もいないよ
> 親：たいていの子はそうしているはずよ
> 子：そんなことないよ。みんな9時半までテレビ観てるもん
> 親：そうかもしれないけど、あなたはみんなじゃないでしょう！
> 子：そんなの不公平だよ!!
> 親：不公平かもしれないけど、お母さんとお父さんは8歳の子は8時半に寝るのがいいと思ってるのよ
> 子：もし、お父さんが9時半まで起きてていいって言ったら、起きてていい？
>
> ② ブロークンレコード・テクニックを用いた例
>
> 親：もう寝る時間よ、ケン
> 子：だってまだ8時半だよ
> 親：寝る時間よ
> 子：8時半に寝なくちゃいけない子なんて、クラスには一人もいないよ
> 親：寝る時間よ

> 子：僕以外の子はみんな9時半までテレビ観てるんだよ！
> 親：寝る時間よ
> 子：なんで同じことばっかり言い続けるの？
> 親：寝る時間よ
> 子：わかったよ。バカみたいに「寝る時間よ」って言うのやめてよ！
> 親：ありがとう、ケン。1分したらおやすみを言いに部屋に行くね

このセッションでは、いくつかの指示のテクニックについて紹介してきましたが、すでに、このような方法を用いている保護者がいるかもしれません。具体的にどんな場面でどのように使っているのかを尋ねてみましょう。そして、それぞれのよい点、また今回紹介した指示との違いがあれば、それらについて保護者みんなで検討しながら、共有していけるとよいでしょう。

5. 質疑応答　　　　　　　　　　　　1：00

本日のテーマ「効果的な指示の出し方②」について保護者から質問を受けましょう。しばしば見られる質問を以下にQ&A形式にまとめておきました。参考になさってください。

「効果的な指示の出し方②」に関してよく出る質問 ＆リーダーがしばしば感じる疑問　Q&A

Q1 「〜したら、…できる」という取り決めは、子どもを「もの」でつっているようで抵抗があるのですが…

A1：このような感想がしばしば聞かれます。

保護者は「特典を目当てにしてやるのではなく、自分からやらなければいけないことを理解して、やってほしい」「ものでつるのは嫌」という思いから、特典を与えることに躊躇してしまうようです。

そういった際は、私たち大人にも特典（ご褒美）が有効であることを思い出してもらいましょう。たとえば、「この家事をしたら昨日買っておいたケーキを食べよう」「この仕事をがんばったから、自分へのご褒美に○○を買おう」などがそうです。何かをがんばった時、がんばろうと思った時、ご褒美を用意することは、くじけてしまいそうな自分を支えるちょっとした力になるのではないでしょうか。

そのうえで、もう一度子どものことを思い浮かべてもらいましょう。今、目の前にいる

子どもは、なぜやらなければならないのかを理解したうえで、親の出した指示にスムーズに従うことができるでしょうか？何か支えになるもの、きっかけがあることで少しがんばれるということはないでしょうか？やはり目の前にあるご褒美はとても魅力的ですから、子どもにとっては大きな支え、励みになるでしょう。しかし、ただ単にご褒美をあげるだけでは十分ではありません。同時にほめることも大切なのです。特典はあくまでもきっかけにすぎません。特典を励みにして、がんばった結果、ほめられることを重ねていくことで、子どもは自信をつけ、いずれは特典がなくてもやれるようになるのです。ですから安心して今は特典の力を借りてみましょう。

Q2 特典（ご褒美）をあげないと親の言うことをきかなくなるのではないかと心配なのですが…

A2：大人になってもヨーグルトをもらえないからといってお風呂に入らない人はいませんよね。特典とは、子どもが何か難しい課題や行動をやり遂げる時、子どもを支えるちょっとした目に見える励み、きっかけにすぎないのです。その行動ができるようになれば、いずれ特典はいらなくなり、自分で目標を立て、クリアし、がんばった自分を自らほめられるようになっていくのです。

　ですが、その際、注意したいことがあります。子どもが課題をやり遂げた時、特典だけを機械的に与えるのではなく、必ず肯定的な注目を与える、つまりほめることが重要なのです。ほめることを伴ってこそ特典は効果的に働くといってもいいでしょう。そうでないとその特典に興味関心がなくなった時点で、子どもはその指示に従わなくなるかもしれません。子どもは特典と一緒にしっかりとほめてもらえることによって、いずれ特典がなくても、その行動ができるようになっていくのです。

Q3 「～しないと、…できないよ」という表現をよく使うのですが…

A3：どうしたら、どんな特典が与えられるのかをわかりやすく伝えるために「～したら、…できる」というように、肯定的表現を用いるよう意識しましょう。先の見通しを立てることが難しい子どもにも、ある行動をしたら楽しみなことが待っている、というように順序だてて考えることができやすくなります。この時注意したいのは、「～しないと、…できないよ」と否定の形で行動を促すことは避けるということです。こういう言い方は罰にもなりかねませんし、子どもによっては、「…できない」のほうに気持ちがいってしまい、混乱してしまうかもしれません。また、特に先の見通しを立てることが難しい子どものなかには、楽しみな行動がずっとできないような印象をもってしまうこともあるかもしれないのです。

Q4 「子ども同士の力を利用して協力を促す」で、好ましい行動をしていない子どもの前でほかの子をほめるのは、していない子どもに無理やりしたくない行動をやらせることになるのではないかと気になるのですが…

A4：「○○ちゃんは上手にできているね」「○○ちゃんはすぐできるのに、△△ちゃんは、なんでできないんだろうね」などと皮肉たっぷりにほかの子をほめることは、好ましい行動をしていない子どもに否定的な注目を与えていることにもなるでしょう。

しかし、子ども同士を比べたり、誰かを非難するのではなく、好ましい行動をしている子をほめ、その様子を見ていて自分もほめられたいと思って好ましい行動を子どもが取ったとしたら、それは子ども自身が望んで行動に移した、と考えてよいのではないでしょうか。自分からその行動を心からやりたい、やらなければいけないと考えられるようになるのは、もう少し後に期待しましょう。今は、親にほめられたくて好ましい行動をしている子どもを認め、しっかりほめてあげましょう！

Q5 「ブロークンレコード・テクニック」は、子どもの気持ちに応えていない、無視していることにはなりませんか？どうしてそうしなくてはいけないのかを理屈で教えることも必要ではないでしょうか？

A5：p.112～113の例「いつものやりとり」を見てみましょう。保護者が指示している内容は「寝なさい」ということですね。それに対して子どもが主張していることは何でしょうか？「まだ寝たくない。起きていたい」ということでしかありません。「寝たくない」ことを主張するために、保護者の指示に対して、あの手この手で話題をそらそうとしているのです。保護者は子どもの言っていることに本気で応じているつもりかもしれませんが、子どもの1つひとつの屁理屈に対してどんなに丁寧に「なぜ寝なければいけないか」を説明したとしても、子どもは寝なくてもいいと言われない限り納得しないでしょう。

つまり例での会話は、一見やりとりをしているように見えますが、お互いの主張はかみ合っていないのですから、どこまでいっても平行線です。このまま、子どもの屁理屈にどこまでも付き合えば、いずれ保護者は声を荒げ、結局は子どもも泣いたり怒ったりしながら無理やり寝かされたと感じ、お互いいやな思いを残すだけかもしれません。まさに「親子の悪循環」が起きているといえるでしょう。

ブロークンレコード・テクニックは、子どもにしてほしい行動の指示を出すときに、保護者が感情的にならず、子どもの「ああ言えばこう言う」メッセージに巻き込まれないで、一貫した穏やかな態度で指示の内容を繰り返し伝える方法なのです。親のそういった穏やかな、しかし毅然とした対応に子どもは「ああ、いくら言ってもダメそうだな」と感じ、指示に従おうとするものです。そして、子どもがしぶしぶであってもその行動に移ろうとしたら、認めてほめましょう。ブロークンレコード・テクニックとは、子どもの好ましい行動を引き出してほめるための1つのやり方なのですから。

Q6 いろいろなスキルが出てきましたが、これはみんなうまくいくものなのでしょうか？

A6：どの子どもにも、合うやり方、合わないやり方があります。また、保護者にとっても使いやすいやり方、使いにくいやり方があるかもしれません。まずはいろいろ試してみて、どういう指示の伝え方が一番子どもに伝わりやすいのか、また、保護者にとっても使いやすく効果的なのかを見つけてきていただきましょう。

　CCQを使っただけで指示が通りやすくなる子どももいれば、さまざまなスキルを組み合わせて使ったほうが効果的な子どももいます。あるスキルはまったく効果がない、という子どももいるでしょう。子どもによっては、口数が少なくて、指示が伝わっているかどうかがわかりにくい場合もあるでしょう。「わかった」「やるよ」などと言わなくても、指示された行動に実際に移れたのであれば、「あなたの指示はきちんと伝わったということですね。自信をもってCCQで指示を伝えましょう」と保護者を促しましょう。

　また、これは毎回の繰り返しですが、劇的でハイレベルな行動の変化を目指すのではなく、今の子どもの状態でできそうな行動を見極めて、なるべくシンプルな場面から練習するようにしましょう。保護者が出した指示に子どもが従い、子どももそのことで毎回ほめられるという小さな経験の積み重ねを繰り返す、そのことこそが大切なのです。

Q7 いろいろ指示を試してみましたが、うまく指示が通りません

A7：指示のコツを用いてCCQで指示を出しても、うまく指示が通らないという場合があります。その際は、再度、基本に返って、行動を正しく3種類に分け、「ほめる」「ほめると無視」の組み合わせがうまく使えているか、そして親子の悪循環が改善されているかを確認してみましょう。

　「指示」のスキルを学んでいるのは、プログラムがスタートして約3～4か月経った頃かと思います。ほとんどの保護者が子どものよい行動を見つけることが上手になり、悪循環がよい循環に変わってきていますので、指示がスムーズに通るようになっていることでしょう。しかし、なかにはスキル習得が思うように進まず、ほかの保護者との間に習得度の差が見受けられる保護者が出始めるのもこの頃です。必要に応じて基本に立ち返り、「ほめる」練習を宿題としてもよいでしょう。まだあと4回もセッションは残っていますから、あせらずに基本の習得を促しましょう。

　また、広汎性発達障害の特徴をもっている子どもの場合、予告のように見通しを立てさせるような指示が有効ではありますが、もう少し長い時間帯の見通しを立てる、やるべきことの流れを伝えておくといった配慮をすることによって指示が見違えるほど通りやすくなることも少なくありません。そのような場合は次回のセッションの「BBC（よりよい行動のためのチャート）」が有効かもしれませんので、保護者にはそのことを伝え、次回へと期待をつなげましょう。

6．ロールプレイ　　　　　　　　　　　　　　　　　　1:10

　さまざまなスキルが出てきました。頭で考えるだけでなく、実際にからだを動かして練習してみましょう。どのスキルを練習してみたいか、どういった場面で使ってみたいかを一人ひとりにあげていただいてもよいでしょう。

　保護者には、大変な場面がまず浮かんでくるようで、とても1つの指示だけで子どもが好ましい行動に移るのは難しそうな例をあげてくることも少なくありません。ここでは、あくまでも指示の基本練習をしたい訳ですから、できるだけシンプルで取り組みやすそうな内容を取り上げるよう配慮しましょう。また、その際、セリフや動きをホワイトボードに書き出してもいいかもしれません。詳しいロールプレイの手順はセッション5のロールプレイの手順（p.98）を参照してください。

　ロールプレイ後に、子ども役、親役それぞれの保護者から感想を聞いてみましょう。

　リーダー・サブリーダーは、それぞれのロールプレイの様子を観察し、よい点を具体的に指摘し、保護者をほめ、ねぎらいましょう。

7．全体を通しての質疑応答　　　　　　　　　　　　　1:25

　全体を通しての質問を受けましょう。

8．宿題の説明　　　　　　　　　　　　　　　　　　　1:28

　今回の宿題「指示の出し方」の説明をします。次回までに、実際の家庭場面で、セッション5と6で扱った「効果的な指示の出し方」の練習をし、それらを記録していただきます。保護者が出した指示とそれに対する子どもの反応をやりとりの形で記録していただきましょう。

9．前回の宿題の回収　　　　　　　　　　　　　　　　1:30

　前回（セッション5）の宿題「指示の出し方」のプリントを回収します。

このセッションを終えて

　お疲れさまでした！これでセッション6は終わりです。
　「ほめる」「無視」のセッションの時には手探り状態だった保護者も、この頃には子どもの反応を敏感に読み取ることができるようになり、なかには子どもの行動をしっかりと分析できるようになっている保護者が出てくることもしばしばです。子どもの反応と同時に、保護者の変化も楽しんで進めていきましょう。そして、グループを運営しているリーダー・サブリーダーはここまでがんばってきた自分たちをぜひほめてあげてください！なぜなら、このプログラムはとても効果的なプログラムですが、そのグループを運営することは決して容易ではないのですから！

このセッションのPoint

★CCQを心がけながら指示を出しましょう
　「予告」「選択」「〜したら…できる」「子ども同士の力を利用する」「ブロークンレコード・テクニック」

★子どもが指示に従ったら、すがさずほめます
　25％でほめましょう
　「無視」の後に「ほめる」があってこそ効果的！

レジュメ（例）

> **セッション6．子どもの協力を増やす方法② —効果的な指示の出し方②—**

1．前回の復習＆宿題

・どのような指示を出してみましたか？　それに対して子どもはどんな反応を示しましたか？

・「CCQ」を心がけましたか？　「予告」を使ってみましたか？

2．選択させる

「選択」＝2つ以上の可能性のあるやり方を提案し、そのうちの1つを選ばせること

> ➢「命令」⇒　子どもは必ず従わなければいけない　⇒　強制された感じを与える
>
> ➢「選択」⇒　自分が決める権利を与えられる　⇒　気持ちよく指示に従える

☆子どもが選んだら、ほめる　（例）「ありがとう」「そっちを選んで、正解だね」

☆子どもが第3の可能性を提案してきたら…

> ➢実行できるものなら、それを採用する
>
> ➢それがいい代案でない場合は、繰り返し選択を提示する

☆「どっちもいや！」とはむかってきたら、簡潔に選択を繰り返す

☆それでも選択しなかったら、「じゃあ、あなたのためにお母さんが選びます」と親が決めることを冷静に平常心で宣言する

☆そして、最終的に同意に至ったらほめる！

3．「～したら、…できる」という取り決め

☆行動、あるいは課題をする代わりに**特典**を与えるという合意

☆子どもは親に協力する見返りに特典を手に入れることができるので、もめ事が少なくなる

☆行動（課題）をするかしないかは子ども次第。しない場合は引き換えの特典を失うだけ

☆「特典」＝　特別の機会や品物で、子どもが好きで、しかも親も喜んで与えられるもの

　　　　　＝　親にとっても、子どもにとっても、交換条件として適正な品物や機会

（例）もの：お菓子、お小遣い

　　　機会：○○に行く、子どもがやりたいと思っている活動、スペシャルタイム

4．子ども同士の力を利用して協力を促す

☆二人以上の子どもがいる時に、ある子どもの好ましくない行動を止めさせるために、好ましい行動をしている子どもを見つけてほめる（無視とほめるの組み合わせ）

☆決して子ども同士を比べたり、誰か一人の子どもを非難してはいけない

　　目的は、子ども達の協力を引き出すことで、子どもをけなすことでは決してないから

5．ブロークンレコード・テクニック（ぶっ壊れレコード）

☆子どもがへりくつを言って注意をそらそうとする時に、シンプルにただ指示を繰り返す方法

☆効果的にするためには、親は「穏やかに言い続け」「言い方を変えてはいけません」

＜例1：いつものやりとり＞

親：もう寝る時間よ、ケン
子：だってまだ8時半だよ
親：8時半は十分遅い時間よ
子：8時半に寝なくちゃいけない子なんて、クラスには一人もいないよ
親：たいていの子はそうしているはずよ
子：そんなことないよ。みんな9時半までテレビ観てるもん
親：そうかもしれないけど、あなたはみんなじゃないでしょう！
子：そんなの不公平だよ!!
親：不公平かもしれないけど、お母さんとお父さんは8歳の子は8時半に寝るのがいいと思ってるのよ
子：もし、お父さんが9時半まで起きてていいっていったら、起きてていい？

＜例2：ブロークンレコード・テクニックを使ったやりとり＞

親：もう寝る時間よ、ケン
子：だってまだ8時半だよ
親：寝る時間よ
子：8時半に寝なくちゃいけない子なんて、クラスには一人もいないよ
親：寝る時間よ
子：僕以外の子は9時半までみんなテレビ観てるんだよ！
親：寝る時間よ
子：なんで同じことばっかり言い続けるの？
親：寝る時間よ
子：わかったよ。バカみたいに「寝る時間よ」って言うのやめてよ！
親：ありがとう、ケン。1分したらおやすみを言いに部屋に行くね

☆もしこどもがブロークンレコード・テクニックを使ってきたら、制限を設けましょう

宿題：指示の出し方

名前 _____   子どもの名前 _____

日時	あなたが出した指示	子どもがそれに対してしたこと／言ったこと
例）5月23日（日）	1）5分したら、おもちゃを片づけるよ	1）うん、わかった
	2）（5分後）さあ、片づける時間よ	2）えー、まだいやだ
	3）（CCQで）片づける時間よ	3）（怒って、箱におもちゃを投げ入れる）
	4）（すかさずほめる）お母さんも手伝うね	4）（まだ怒っているが、おもちゃを片づけ、ついに片づけ終わる）
	5）上手に片づけられたね。さあ、本を読んであげようね	5）（嬉しそうに、本を読んでもらうためにそばに寄ってきた）

セッション 7

子どもの協力を増やす方法③
―よりよい行動のためのチャート（BBC）―

Introduction 保護者がほめ上手になるに従って、子どももすっかりほめられ慣れてきて、親子のよい循環が見受けられるご家庭が増えてきた頃かと思われます。しかし、「やっぱり朝（夜）は忙しくてつい怒鳴っちゃうんですよね」とこぼされる方も少なくありません。そこで今回は、子どもの協力を引き出し、子どもが指示に従いやすくするためのテクニックとして、よりよい行動のためのチャート（BBC）を扱います。子どもにとって可能な行動を見極め、適切なチャートを作ることが大切です。保護者にとって理想的なスケジュール表を作るのではなく、子どもがほめられるためのチャートを作ることを心がけましょう。

1. 本日のレジュメの配布

セッションが始まる前に、レジュメを配布します。今回は「子どもの協力を増やす方法③―よりよい行動のためのチャート（BBC）―」のシートと宿題シート「よりよい行動のためのチャート（BBC）試験的な記録表」を配ります。

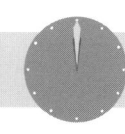

2. 前回の要点の確認

セッション開始 0：00

セッション5、6の「効果的な指示の出し方」の要点を簡単に説明し、内容をふりかえります。前回・前々回のセッションで学んだ内容を思い出してもらい、誤解なく宿題に取り組めたかどうかも確認し、これからのコメントを引き出す準備をします。

●説明のポイント

① 指示とは…
② 効果的な指示、「CCQ」とは…
③ 子どもが指示に従いやすくするためのテクニック：「予告する」「選択させる」「～したら、…してよいという取り決め」「子ども同士の力を利用して協力を促す」「ブロークンレコード・テクニック」
④ 子どもが指示に従ったら必ずほめる（25％ルール）

⑤ 子どもが、たとえ怒りながらでも指示に従ったら、ほめる

3. 前回の宿題　　0：05

1 どのように指示してみたかを、保護者に報告してもらう

　セッション6で学んだ「選択させる」や「〜したら、…してよいという取り決め」「ブロークンレコード・テクニック」を中心に、実際にやってみた指示について報告してもらいます。「うまくいった」「成功した」という人からあげてもらってもよいでしょう。
　子どもが指示に従った時に忘れずにほめることができたかどうかもポイントです。

ホワイトボード記入（例）

保護者名	どのように指示を出したか	子どもの反応	どのようにほめたか
Aさん	1）「手を洗ってきなさい」	1）「えー、ジュースすぐ飲みたい」	
	2）「手を洗ったらジュース飲めるよ」	2）「はあい」と言ってしぶしぶ洗いに行った	「ちゃんと洗ってきたね。はい、ジュースよ」とにっこりした
Bさん	1）「おふろの時間よ。テレビ消しなさい」	1）「この番組が終わってから」	
	2）「自分でテレビ消す？それともお母さんが消す？」	2）「えー、じゃあ自分で消す」1〜2分たってからテレビを消した	「自分で消せたね。えらいよ！」とほめた
Cさん	1）「夕ご飯だからおもちゃを箱に入れなさい」	1）「まだー」	
	2）「おもちゃを箱に入れなさい」とCCQで繰り返した	2）「まだ途中だったのに〜」とぐずりながら片づけ始めた	「片づけ始めたね。えらいね」と頭をなでた
Dさん	「白いシャツがいい？青いシャツがいい？」	「青にする」	「いいね！かっこいい」

2　宿題内容の改善点を保護者に検討してもらう

「うまくいかなかった」「失敗した」という例があれば、それらも報告してもらいましょう。

うまくいかなかったのはなぜでしょうか？その理由を考え、どのようにすればよいのか、改善点や必要なテクニックについて、ほかの保護者からも意見を聞いてみましょう。また、指示の仕方以外に工夫できる点はないかも検討してみるとよいでしょう。

子どもが指示に従えない時の理由としては、次のようなことが考えられます。

① 子どもの注意を引かずに指示を出した。
② CCQを忘れた。
③ 子どもが何を指示されたのか理解できなかった、または指示の言い方が遠回しだった（具体的な指示ではなかった）。
④ 子どもにとって、到底できない行動だった。

ほかの保護者の意見も引き出しながら、重要な点をリーダーとサブリーダーが補足するように進めていきましょう。

3　ロールプレイ

成功例、または失敗例を改善したものをロールプレイでやってみましょう。ロールプレイのやり方については以前のページを参考にしてください。

保護者の指示の仕方、ほめ方について、うまくできているところをその場でどんどんフィードバックしていきましょう。

4．本日のテーマ「よりよい行動のためのチャート（BBC）」　0：40

レジュメに沿って内容を説明していきます。

1　よりよい行動のためのチャート（BBC；Better Behavior Chart）とは

「よりよい行動のためのチャート（BBC）」というのは、朝や寝る前、忙しい時など特定の時間を取り上げ、子どもにしてほしい行動を5つか6つチャートに書き出したものです。めちゃくちゃになりがちな時間帯を平和でスムーズに進めるのに役立ちます。子どもがとてもできないような難しいスケジュール表を作るのではないことに注意をしてください。

この表があることで、子どもには何をすべきなのかがわかりやすくなり、保護者はガミガミ言うことを減らすことができます。そして、子どもは1つひとつの行動を実行できた後、ほめられることで、好ましい行動を増やすことができます。

2 よりよい行動のためのチャート（BBC）の作り方

まずは、それぞれの保護者がどの時間帯で、子どものどういった行動を取り上げるかを決めていきます。

●よりよい行動のためのチャート（BBC）で取り上げる行動の選び方

① 各保護者にどういった時間帯でBBCを作ってみたいか尋ねていきましょう。1日のなかで、特に問題が多く、スムーズにことが進まない時間帯を取り上げます。たとえば「朝起きてから学校へ行くまで」「学校から帰って宿題を終えるまで」あるいは「夕食から寝るまで（布団に入るまで）」などがよくあげられます。

② その時間帯に子どもがやらなければいけない行動を時間の流れにそって4～6つあげていきましょう。ここで少し時間を取り、保護者それぞれが、子どもの行動をあげる作業をしてもらいましょう。保護者が大方書き終えたら、保護者のなかから代表者を一人選び、書き出した行動を発表してもらい、サブリーダーが板書をしていきます。そして③以降の作業のモデルにしていくとよいでしょう。リーダーがBBCを作ることに慣れてきたら、一度に異なった時間帯（「朝起きてから登校するまで」と「帰宅してから寝るまで」など）をあげた二人の保護者のBBCを交互に板書しながら作っていくと、ほかの保護者たちの参考にもなりよいでしょう。また、一人のBBCを作っている時間が長すぎると、ほかの保護者の参加意識が薄れてくる恐れもありますので、そういった意味でも2

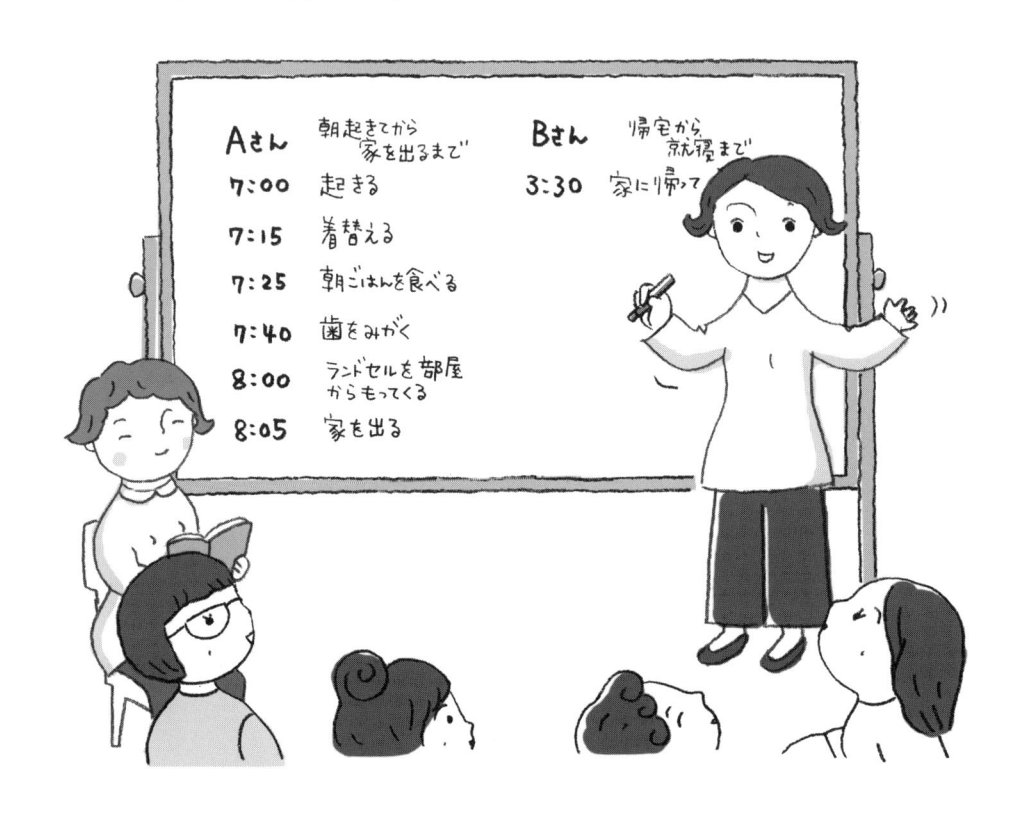

表4 BBCの一例（10歳の子どもの場合）

行動	月	火	水	木	金	週5日のうち何日でできているか？	
			a			b	
6:50までに ベッドから起きる	○	○	○	○	○	5／5	◎
7:05までに 着替える（声かけ2回まではOK）		○	(○)	(○)		1／5 3／5	△ (○)
7:35までに 朝ごはんを食べる	○	○	○	○	○	5／5	◎
7:45までに 歯をみがく（お母さんと一緒に）	(○)	○	(○)	(○)	(○)	1／5 5／5	△ (◎)
8:00までに ランドセルを持って2階から降りてくる	○	○	○	○	○	5／5	◎
8:05までに 家を出る		○	○	○		3／5	○

a：子どもがその行動ができそうであれば○をつける
b：◎：よくできる行動（週4～5回程度）、○：時々する行動（週2～3回程度）、△：まれにしかしない行動（週1回程度）、(○)：保護者が声を2回かければ週2～3回できる行動、(◎)：保護者が一緒に歯をみがけば週4～5回できる行動

つの時間帯について同時にBBCを作っていけるとよいでしょう。

③　それぞれの行動を、子どもは1週間（平日5日）の間にどれぐらいできているでしょうか？子どもがすすんでする、またはよくできている（週4～5回程度）行動（以下、「よくできる行動」）に◎、時々する（週2～3回程度）行動に○、まれにしかしない（週1回程度）行動に△をつけていきます。

④　◎が3つ、○が2つ、△が1つになるように行動を選びます。このチャートは子どもの行動をほめるために使いますので、◎が多いことは大歓迎です！また、たくさんの行動が出てきてしまった場合は、ターゲットにする時間帯を短くしたり、子どもには当たり前すぎて目標にするには簡単すぎる行動は省くなどして、選ぶ行動は6つ以下にしておきましょう。目標がはじめから多すぎると子どもも保護者も混乱してしまいます。

⑤　◎や○が少ない時、どうしたら子どもはそれらの行動をすることができるようになるでしょうか？子どもがそれらの行動をできるようになるために必要な手助けを考えていきましょう。もし助けが必要なら、「どのくらいの助けが必要か」「誰が助けるのか」を表に記入しましょう（例：声かけの有無、回数、手伝う人など）。幼い子どもの場合、もしくは年長な子どもであっても何か新しいことを始める時などは、最初は大人が手伝うことも必要であるということを忘れないようにしましょう。

⑥　「◎：よくできる行動」と、「○：時々する行動」「△：まれにしかしない行動」が交互になるように必要に応じて順番を並べ替えましょう。行動ができてほめられると、その後の難しい行動に対しても協力的に取り組めるようになるものです。

⑦　BBC表はまず「◎：よくできる行動」または「○：時々する行動」からスタートする

ほうが望ましいでしょう。もし、最初に「まれにしかしない行動」がきている場合は、可能であれば次の行動との順序を入れ替えたり、別の「よくできる行動」を最初に加えるとよいでしょう。

　今回はBBCの行動として選んだものが適当であったかを試験的な記録表をつけることで確認してもらうことを宿題としています。ですからこの時点ですべての保護者のBBCが適切にできあがっているかを確認する必要はありません。作り方さえ理解していただければよいのです。まずはそれぞれが作ってみて、2週間かけて確認してもらうことを伝えましょう。

> **例**
> ①顔を洗う：まれにしかしない行動　△
> ②8時までにごはんを食べ始める：よくできる行動　◎
> 　**①と②の順序を入れ替える、または、次のように変更する**
> ①ベッドから起きだす：よくできる行動　◎
> ②顔を洗う：まれにしかしない行動　△
> ③8時までにごはんを食べ始める：よくできる行動　◎

・順番は変えないが、必要な手助けを付け加える

> **例**
> 自分で歯をみがく：まれにしかしない行動　△
> →1回の声かけで、歯をみがく（お母さんが仕上げみがき）→時々する行動に　○

3　よりよい行動のためのチャート（BBC）の使い方

　BBCの使い方について解説していきます。
① 　行動を選びます。行動の選び方とチャートの並べ方については「作り方」を参考にしてください。
② 　10日間くらい子どもを観察し、「試験的な記録表」をつけてもらいます。作ったチャートが現実の子どもに合っているかを確認するのです。実際に子どもがうまくやっている回数を調べ、その表が適切であると判断したら、正式の記録表に進みます。
③ 　本番のチャートを作成します（ここからは、次回のセッション時に再度、くわしく説明しましょう）。チャートに行動を書き入れ、色をつけたり、イラストを入れたりすると楽しいものができるかもしれません。チャートの言葉や絵は、子どもに何をするのか思い出させるものにしましょう。文字を読まなくても、絵（たとえば歯ブラシのイラスト）でやるべきことがわかります。これは、保護者が小言を言うのを減らすことにも役

立ちます。

④　家族で話し合いの時間をもち、チャートを子どもに見せ、「お父さんとお母さんが君のためにこんな表を作ったよ」というようにこれからやることの説明をしてもらいます。

　　チャートは子どもが望むところに貼りましょう。ただし、子どもからも保護者からもよく見える場所がよいでしょう。チャートは、子どもには次にする行動を思い出させ、保護者にはすぐにほめることができるようにするものだからです。冷蔵庫や居間の壁などがよく選ばれます。

⑤　ご褒美や特典を決めます（高価でないもの：週のうち85％以上できたら週末に好きなビデオを借りる、70％以上できたらちょっとしたおまけのついたお菓子を買う、スペシャルタイムを設けるなど）。

⑥　子どもがチャートの行動をした時は、すぐに○をつけるかシールを貼るなどしてほめましょう。ただ、シールを貼ることが目的ではなく、言葉や態度で、ほめることが重要です!!なぜなら、このチャートは子どもができない行動をできるようにするための表なのではなく、保護者が「ほめる」ために、「ほめる」ことを忘れないようにするためのものなのですから！

⑦　毎日、1日の終わりには、子どもと一緒にチャートを見て、子どもがその日にやれたことをほめましょう。週末にはご褒美や特典を与えましょう。うまくできていることを、ほかの家族にも知らせましょう。

　　なお、目標に達しなかった時、ご褒美はなしになってしまうことがあまりにも子どもの意欲を失わせるなら、ご褒美を何段階か設けてもよいかもしれません（85％以上の時と、70～85％の時の2段階など）。

⑧　うまくいかなかったことは重視せず、子どもができた行動にだけ注目し、ほめましょう。子どもがうまくできなくても×はつけません。できたことに焦点を当てます。もし、子どもが「本当はやろうと思ったのに」「お母さんがちゃんと見てなかった」「だからシール貼ってよ」と、できなかったことにこだわる時は、「明日もチャンスがあるよ」とポジティブな方向に気持ちを向けてあげましょう。

　　BBCが成功するのは、子どもにとって否定的なことが一切ないからです。「シールが貼れないね」「これができたら○がつけられるのに」などとできないところに否定的な注目を与えてはいけません。BBCで必要なのは、たくさんの承認とほめ言葉なのです。

5．質疑応答　　　　　　　　1：20

本日のテーマ「よりよい行動のためのチャート（BBC）」について保護者から質問を受けましょう。しばしば見られる質問をQ&A形式にまとめました。参考になさってください。

「よりよい行動のためのチャート（BBC）」に関してよく出る質問
＆リーダーがしばしば感じる疑問　Q&A

Q1　きょうだいがやりたいといったら？

A1：可能ならやってみてください。きょうだいが幼い場合は、チャートの行動を3つくらいにしてもよいでしょう。もっと大きなお子さんでも、よろこんで取り組む場合があります。ライバル心をもって、きょうだい同士が競うことがあるかもしれませんが、大人はきょうだいを比較せず、それぞれをほめていくことが大切です。

Q2　ずっとやりつづけるのですか？

A2：継続して、続けてもよいですし、新学期や家族の事情で生活に変化がある時などに集中してやってみる、というのでもよいでしょう。
　大事なことは、子どもががみがみ言われて行動するのではなく、温かいコミュニケーションのなか、ほめられて課題を1つひとつこなしていけるようになっていくことなのです。
　必要に応じてBBCを使用しましょう。

Q3　ご褒美目当てだけにならないでしょうか？

A3：確かに、課題ができたかできないかだけをチェックする表になってしまうと、子どもはご褒美という結果だけを求めるようになるかもしれません。
　ご褒美を与えることがBBCの大切なポイントではありません。ご褒美よりも、その時々にきちんとほめられることが、もっとずっと重要なのです。子どもがその行動をやり始めたらすぐに、近くで、注意を引いて、ほめるという「ほめ方のコツ」を使ってほめることを心がけていけば、いずれ、ご褒美がなくてもほめられるだけで子どもは目標行動をクリアしていけるようになるでしょう。

Q4　BBCには目標時間を設定したほうがいいでしょうか？

A4：時間設定をすることで見通しが立ち、スムーズにその時間帯を過ごせそうであれば、設定するとよいでしょう。しかし、決めた時間が守れないために保護者がイライラしたり、子どもがパニックにおちいるようであれば、時間を設定しないほうがよいかもしれません。
　また、時間を設定する際には、その行動を「始める時間」にするのか「終わる時間」にするのかも子どもの特徴や保護者の感じ方などを考慮しながら、決めていくとよいでしょう。

6．宿題の説明　　　　　　　　　　　　　　　　　　　1：28

　今回の宿題「よりよい行動のためのチャート（BBC）試験的な記録表」の説明をします。まず、各保護者が作成したBBCが適当かどうかを確かめるために、次回のセッションまでの間、こっそり試験的な記録表をつけてきていただきましょう。そして次回のセッションの後、本番のBBCを始めます。

　もしも、試験的な記録表をつけてみて90％以上が○になるようであれば、項目（行動）を1つ難しいものに替えてみてもいいかもしれません。○が半分以下の場合は、やさしい項目に変えたり、○がつくように、何か手助けを考える必要があります。

　BBCの項目が、子どもにとって難しすぎるものだと、子どもはやる気を失ってしまいます。手助けがあっても子どもがやれて、ほめられるBBCを作ることが重要なポイントとなります。

7．前回の宿題の回収　　　　　　　　　　　　　　　　　1：30

　前回（セッション6）の宿題「指示の出し方」のプリントを回収します。

　次回は、本番のBBCを作成します。そして再度、「使い方」についても解説していきますので、次回も今回のレジュメを持参していただくよう、お願いしておきましょう。

このセッションを終えて

　お疲れさまでした！これでセッション7は終わりです。
　リーダーのなかには「『BBC』が一番難しい」と言う方もいます。しかし、コツさえつかんでしまえば、ある程度機械的に行動表を作っていっても使いやすいものができていくようです。また、リーダー・サブリーダーが「あの説明で保護者は理解できたかしら？」と不安に思っても、意外とたいていの保護者は上手に表を作ってこられるものです。案ずるより産むが易しです。まずはやってみましょう!!

このセッションのPoint

★ 「よりよい行動のためのチャート（BBC；Better Behavior Chart）」とは、混乱しやすい特定の時間帯をスムーズに進めるために子どもにしてほしい行動を5つか6つ書き記した記録表のこと

レジュメ（例）

セッション7．子どもの協力を増やす方法③ ―よりよい行動のためのチャート（BBC）―

1．前回の復習＆宿題
・どのようなことを指示しましたか？
・「CCQ」を心がけましたか？　「予告」「選択」「～したら…できる」「子ども同士の力を利用」「ブロークンレコード・テクニック」を使ってみましたか？

2．「よりよい行動のためのチャート」BBC；Better Behavior Chart
☆子どもにしてほしいと思い、また子どもにもっとするようになってほしいと思う行動を5つか6つ選び、リストにして壁などに貼っておく記録表
☆朝の時間や寝る前の時間といった毎日の忙しい時間帯に、子どもの協力と家族のよりよい関係を引き出し、好ましい行動を増やし、好ましくない行動を減らすのに役立つ
☆子どもは、ガミガミ言われずに楽しく好ましい行動を思い出すことができる
☆親には、子どもが望ましい行動をした時に、ほめ続けることを思い出させてくれる

3．「よりよい行動のためのチャート」の作り方＆使い方
＜作り方：チャートの行動を選ぶ＞
①1日のなかで、特に問題が多く、スムーズにことが進まない時間帯を取り上げる
②その時間帯に子どもがやらなければいけない行動を時間の流れにそって4～6つあげる
③その時間帯にするべき行動のなかで、
・子どもが、すすんでする～よくできている（週4～5回程度）行動を・・・3つ
時々する（週2～3回程度）行動を・・・・・・・・・・・・2つ
まれにしかしない（週1回程度）行動を・・・・・・・・・1つ　選ぶ
④選んだ行動を時間の流れを考えながら並べ替える
・すすんでする行動と、時々する行動やまれにしかしない行動が交互になるように組み合わせる
・行動ができてほめられると、その後の難しい行動に対しても協力的に取り組めるようになるもの
⑤それらの行動をするのに子どもは何か手助けが必要か？
・もし助けが必要なら、どのくらい助けが必要か、誰が助けるのか、を表に記入する
（例：声かけの有無、回数、お母さんと一緒に…）

＜使い方＞

① 子どもに日頃してほしいと思っている行動を選ぶ（行動の選び方は前頁参照）

② 子どもを観察し、10日間の「試験的な記録表」をつける。子どもがうまくやっている回数を調べ、その記録表が子どもにとって適当であると判断できたら正式の記録表（BBC）を作る

③ チャートに行動を書き入れる。チャートのことばや絵は子どもに課題を思い出させるものにする

④ 子どもに行動を書き込んだ「よりよい行動のためのチャート」を紹介する（家族全員で話し合いをもてるとなおよい）

子どもに伝えること

- 物事がスムーズに運ぶのに役立つように表を作ったこと
- チャートに書かれた行動を1つするごとに、親が空欄に星印を書き込む（シールを貼る、スタンプを押す）こと
- 1日の終わりに子どもと一緒に獲得した星印を数えること
- 獲得できた星印の数がたまったら何らかの特典やちょっとしたご褒美がもらえること

⑤ 子どもにチャートを貼る場所を選ばせる

⑥ ご褒美や、特典を決める

- 高価でないもの、子どもが望んでおり、親も与えてもいいと思えるもの
  （例）ほしがっていたおもちゃ、週末に公園に行く、スペシャルタイムなど

⑦ 子どもがその行動をした時は、すかさずほめ（これが重要！）、チャートにシールを貼る

⑧ 毎日、1日の終わりには、子どもと一緒に星の数を数え、子どもがその日にやれた行動をほめる。そして、その結果を家族のほかの大人にも知らせる

⑨ 週末、あるいはたまったポイントに合わせてご褒美や特典を与える

⑩ うまくできなかったことは重視せず、子どもがやれた行動にだけ注目する

4．BBCの一例（10歳の子どもの場合）

行動			
ベッドから起きる	6：50までに	よくできる行動	◎
朝食の前に着替える（声かけ2回まではOK）	7：05までに	時々する行動	○
ペットにえさと水をやる	7：35までに	よくできる行動	◎
ランドセルを用意する	7：45までに	よくできる行動	◎
お母さんと一緒に、歯をみがく	8：00までに	まれにしかしない行動	△
ドアの外に出る	8：05までに	時々する行動	○

宿題：よりよい行動のためのチャート（BBC）試験的な記録表
　　　時間帯とターゲット行動を選んでみましょう

名前 _____　　子どもの名前 _____

☆時間帯：（　　　　　　　　　　　　　　　　　　　）

行動	月	火	水	木	金

セッション 8　制限を設ける

Introduction　このセッションでは、1回目のセッションで3種類に分けた行動のなかの「危険な行動」への対処として「制限を設ける」について学びます。しかし、「ほめる」「無視」「指示」で多くの行動への対応ができることを再度確認し、そのうえでどうしてもこれらだけでは対応できない時に限って「制限」を使う、ということを強調しましょう。

多くの保護者は、これまでのセッションの積み重ねによって、子どもとの関係がよい循環に転じてきており、「危険な行動」が目に見えて減っていたり、場合によっては無くなってきているものです。また、制限は、ここまでの対応をしっかりできるようになってこそ、有効な対応法であることも伝えながらセッションを進めていきましょう。

1.　本日のレジュメの配布

セッションが始まる前に、レジュメを配布します。今回は「制限を設ける―警告とペナルティーの与え方―」のシートと宿題シート「よりよい行動のためのチャート（BBC）」を配ります。

2.　前回の要点の確認　　　　　　　　セッション開始　0：00

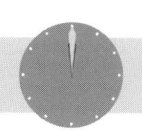

セッション7の要点を簡単に説明し、内容をふりかえります。前回のセッションで学んだ内容を思い出してもらい、誤解なく宿題に取り組めたかも確認し、これからのコメントを引き出す準備をします。

●説明のポイント

① よりよい行動のためのチャート（BBC）とは…
② 行動の選び方・並べ方

3．前回の宿題　　　　　　　　　　　　　　　　　　　0:05

1　宿題に取り組んでみての感想を伺う

実際に宿題でBBCの試験的な記録表を作ってみての感想を伺ってみましょう。

行動の抜き出し方や観察の仕方で誤解をされていることがあるかもしれません。各保護者が実際に作ってきた試験的な記録表を発表してもらい、さっそく本番のBBC作りを始めていきましょう。

2　試験的な記録表を発表してもらう

保護者に、選んだ時間帯と、選んだ行動、観察の結果どれくらいの頻度で○がついたか、などを聞き、サブリーダーが表になるように書き出していきましょう。その際、子どもはどれくらいの手助けを必要としているかも聞いて、書き加えていくとよいでしょう。

また、各保護者が作成してきた「試験的な記録表」をそのまま、あるいは拡大コピーをしたものをホワイトボードに貼るなどして、実物を全員で見ながら進めていってもよいでしょう。

ホワイトボード記入（例）

朝起きてから、家を出るまで

時間	行動	観察結果
6：30までに	お母さんが3回声をかけて、布団からでる	よくできる行動　5/5
6：35までに	ご飯を食べ始める	時々する行動　3/5
7：00までに	お母さんと一緒に歯を磨く	時々する行動　2/5
7：15までに	顔を洗う	よくできる行動　5/5
7：25までに	着替える	まれにしかしない行動　1/5
7：50までに	玄関を出る	よくできる行動　5/5

※○／5＝週平日5日のうち○日できた

3　書き出した表をもとに構成を検討する

保護者に、記録表を作成してみて気づいたことや、実際に子どもの様子を観察していて感じたこと、また、やりづらいと感じたり修正したいと感じた部分などについて伺ってみましょう。

そしてBBCが適当なものになるように時間配分や行動を吟味していきましょう。手助け

の仕方や、行動の流れ、行動の内容などについて、ほかの保護者にもアイディアを出してもらいましょう。思わぬよいアイディアが出されたり、全員が発表者の表をもとに自らのBBCを考える機会にもなってよいでしょう。

●BBC作成のポイント

①具体的な行動を選べているか

　行動とは目に見えるもの、数えられるもの、聞こえるもので「〜する」の形で表現できるものです。漠然とした表現ではなく、具体的で子どもにとってわかりやすい、子どもにとって現実的な行動が選べているか見ていきましょう。

②「よくできる行動」「時々する行動」「まれにしかしない行動」の数と配置は適当か

　「よくできる行動」「時々する行動」「まれにしかしない行動」がそれぞれ3個、2個、1個になり、表のなかで交互に配置されているでしょうか？　また、子どもがその表を進めていく際に、協力的な気持ちの流れを維持できるようなタイミングでほめられるようになっているでしょうか？　そのためには「よくできる行動」のように必ずほめてもらえるような行動がどこに入っているかがポイントになります。

③週全体として70〜80％ほど○がつくような表に仕上がっているか

　BBCは、子どもをほめることで難しい時間帯をスムーズに過ごすための助けになる表です。はじめから放っておいても70〜80％ぐらいはほめてあげられるようなところからスタートするとよいでしょう。次の行動が多少やりたくない行動であっても、ほめられた後だと子どもは協力的になり、スムーズに動けるかもしれません。

④それぞれの行動の時間配分は十分か

　子どもの年齢や特徴に応じて、その行動を取るのに必要で十分な時間が取れているかを検討しましょう。実際に子どもが1つひとつの行動をこなすには不可能な時間配分をしてしまっていることがしばしば見受けられます。子どもを追い立てるための表ではないことを再度伝えましょう。

⑤保護者はBBCの時、行動ごとに子どもをほめられる場所にいられるか

　実際に混乱しやすい時間帯は保護者も忙しいことが多いものです。そのため子どもがせっかくBBCの行動をやりとげても、ほめそこねてしまうことがあるかもしれません。子どもがBBCに取り組んでいる時は近くで子どもをほめられるよう、保護者は先に用事をすませておくなど、保護者側の時間調整を促すことも時には必要でしょう。

　ポイントをおさえながら、BBCが実際に実行できるように修正していきます。時間的には厳しい面もありますが、できるだけ保護者全員のBBCを書き出して吟味できるようリーダー・サブリーダーは効率よく進めていきましょう。

「BBCの作成」に関してよく出る質問
＆リーダーがしばしば感じる疑問　Q&A

Q1　「よくできる行動」などのほめられる行動がない、少なすぎる場合はどうしたらいいでしょうか？

A1：「よくできる行動」に引き上げられるように、できる手助けを付加して内容を修正してみましょう。また、「よくできる行動」になるような行動をその時間帯のなかでさらにあげてもらい行動を差し替えられるか検討してみてもよいでしょう。

Q2　子どもが気持ちよく進められるような表にならないのですが…

A2：最初に「よくできる行動」を配置すると、幸先のよいスタートができ、その後にこなしていく行動への励みになるものです。また、「時々できる行動」の前に「よくできる行動」を入れることで、やりづらい行動が、多少やりやすくなることもあります。さらに、最後に「よくできる行動」がくると、気持ちよく時間帯を締めくくれますので、次の日のBBCにも意欲的に取り組んでいけるようになるかもしれません。できないことを並べ立てられると子どももやる気がしませんが、やれそうなことが並び、さらにはお母さん（お父さん）がほめてくれそうだと思えればきっと喜んで取り組んでくれるのではないでしょうか。まずは臆せず、やってみましょう!!

Q3　やるべきことが多すぎて行動の数が6つにならないのですが…

A3：基本的にこの表でまず選ぶ行動は、「よくできる行動」を3つ、「時々する行動」を2つ、「まれにしかしない行動」を1つの、合計6つ、あるいはそれ以下です。行動の数が多すぎると、どうしても追い立てられる表になりがちです。次の行動の流れの起点になるような行動をうまく抽出しながら、BBCに入れる行動の数を減らす試みをしてみましょう。また、短時間でも混乱しやすい時間帯があるかもしれません。子どもが協力しやすい表になっているならば、まずはそれでやってみてもらってもよいでしょう。

Q4　時間帯を設定せずに行動を6つ並べてもいいでしょうか？

> A4：BBCは、子どもができない行動をできるようにするための目標を並べた表ではありません。朝の登校前や帰宅してから寝るまでといった、やらなければいけないことがたくさんあるにもかかわらず、なかなか思うようにやるべきことをこなすことができない時間帯、保護者も子どももイライラしてしまい、悪循環を引き起こしやすくなっている難しい時間帯をスムーズに過ごせるようになるための道具です。やるべきことが連続してある数時間を想定してBBCを作成しましょう。連続してやるべき行動が並んでいるからこそ、子どもはほめられ、少し気持ちをよくして次の行動へ移れるのです。

4　BBCの本番ができるように説明を再確認

　BBCの本番を実施できるよう、子どもへの説明の仕方や、ご褒美についてなど、改めて前回の「よりよい行動のためのチャート（BBC）の使い方」(p.128)について解説していきましょう。

4．本日のテーマ「制限を設ける」　　1:00

　レジュメに沿って内容を解説していきます。今回のセッションでは、「制限」の説明だけを進めていくというより、「制限」に至るまでの過程でこれまでに学んだ対応がたくさん使えることがイメージできるように、具体例を出しながら丁寧に今までの復習をしていくことが重要です。
　なぜならば、できるだけ「制限」は使ってほしくない、「制限」に至る前に、何とか対処してもらいたいからです。

1　今までの復習

　セッション1からセッション7までの総復習を丁寧に行いましょう。

●ポイント

・行動を3種類に分ける
・「好ましい行動」に対しては「ほめる」対応を
・「好ましくない行動」に対しては「無視とほめるの組み合わせ」で対応を
・子どもの協力を引き出すための効果的な指示の出し方・コツ・CCQ
　　「予告」「選択」「〜したら、…できる」
　　「子ども同士の力を利用する」

「ブロークンレコード・テクニック」

ホワイトボードに図をかいたり、ロールプレイをしたりしながら今まで取り組んできた内容を思い出してもらいましょう。

そして、できるだけ、これまで学んだ方法で対処したいことを強調しましょう！それでもどうしても対処できない時に、今日、学ぶ方法が使えるかもしれないことを伝えます。

2 制限を設ける

十分な復習を踏まえたうえで「制限」について解説していきましょう。

どんなに指示をしても危険な行動を繰り返す時、自分の行動をコントロールできなくなって物や人を傷つけてしまう可能性のある時、人につばを吐くなど、保護者がどうしても許せないと感じる行動を目の当たりにした時、私たちは制限を設けるという方法で対処することができます。

制限を設けることによって、保護者は子どもにしてはいけない限界を明確に伝え、子どもが自らの行動をコントロールするチャンスを与えることができるのです。

●警告（イエローカード）

警告について説明します。

警告とは、子どもがある行動を始めたり、あるいはやめたりしない時に、「今度〇〇したら、…だよ」といったように、行動の後に与えられる結果を宣言する最後通告のようなものです。警告は脅しとは違い、最後に出す指示であり、それに従えるチャンスを与えるものです。

子どもが従える最後のチャンスですから、内容がきちんと伝わるような警告の与え方をしなければなりません。その方法を、具体例を交えながら解説していきましょう。

①やめてほしい行動、従うべき行動を明確に伝える

「〜をやめなさい」「〜をしなさい」と具体的に行動を伝えなければ、子どもは警告によってどうすればよいか気づくことができないままになります。これでは、せっかく警告を出しても意味がありません。指示を出す時と同様、子どもが取るべき行動を具体的に伝えましょう。

②従わなかった時のペナルティーを具体的に伝える

「それをやめないなら、どうなるのかわかってるの!?」などの曖昧な言い回しでは、実際に子どもには伝わらないことがあります。ペナルティーの内容が具体的に伝わらないまま、ペナルティーを与えられると、子どもは不当に感じるでしょう。それでは子どもが自分の選択に責任を取ることができません。たとえば「今度壁にボールをぶつけたら、20分間ボールを片づけます」というように、具体的に伝えましょう。

③警告は1回だけ

CCQで指示を繰り返し、それでもその指示に応じなかったという経過を経て、警告を出すことになります。警告はあくまでも子どもが指示に従える最後のチャンスですから、何度も繰り返す必要はありません。

④**警告は子どもが指示に従える最後のチャンス。従ったらほめる！**

何度も指示を出し続けてきた状況では、こちらも相当のエネルギーを使っています。ですから、警告の後にやっと指示に従ったからといってこちらもほめる気にはなれないかもしれません。しかし、ここが我慢のしどころです。ほめられれば、その行動は少しずつ定着していく可能性もあることを励みに、警告の後、従えたら忘れずにほめましょう。あらかじめ頭のなかでシミュレーションをしておくことが助けになるかもしれません。そして、子どもの行動をほめられた自分を後でほめてあげましょう。

ここで、警告やペナルティーを一連の行動の流れとともに理解できるように、例を出して説明してみましょう。その際、制限を設けるに至るまでに何度もほめるチャンスがあることも確認していきます。

例

妹と積木遊びをしているうち、取り合いで喧嘩になり積木を投げ始めた

❶ **二人で仲良く積木遊びをしている**
　「積木を順番に使ってるんだね、二人ともえらいね」⎫→仲良く遊んでいること
　「妹に積木貸してあげてるんだ、やさしいね〜！」⎭　をほめる

❷ **喧嘩して積木を投げ始める**
　指示
　「積木を投げるのをやめなさい」　→従ったらほめる
　「積木をカゴに入れなさい」
　CCQで指示を繰り返す
　「積木を投げるのをやめなさい」　→従ったらほめる
　「積木をカゴに入れなさい」
　CCQで指示を繰り返す
　「積木を投げるのをやめなさい」　→指示に従った時点でほめる
　「積木をカゴに入れなさい」

❸ **それでも指示に従わず、積木を投げ続ける**
　警告を出す（1回）
　「投げるのをやめないなら、積木は10分間使えません」　→従ったらほめる

❹ **警告に従わず、積木を投げ続ける**
　ペナルティーを与える
　積木を10分間取り上げる　→　終わったら水に流す

（時間の流れ）

●ペナルティー（罰）

　ペナルティーとは、本人が選択した結果として責任を負わせることで、特典や何かものを失うことです。

　先の例を見てください。❹に至るまで、親はずっと指示に従うチャンスを与えてきました。そのうえで、子どもがその指示に従わなかったために警告を出しています。ここまでCCQで指示を繰り返し、警告を与えているにもかかわらずそれでも応じないということは、子どもが指示に従わず不適切な行動をし続けることを選択したということになるでしょう。その選択の結果に対して、子どもは責任を負う必要があるのです。特典や何か好きなもの、興味のあるものを失うという形でペナルティーを与え、自分の行動への責任を取るチャンスを与えましょう。ここでペナルティーの与え方、注意点について説明します。

①**ペナルティーは即座に、躊躇せず、徹底してやり通す**

　ペナルティーは、警告の後、指示に従えなかったら警告した通りに、すぐに実行しましょう。途中でやめてしまったり、結局宣言するだけで終わってしまうと、子どもは「なんだ、言うだけで実際は何もないんだな」と、その後も指示や警告に従うことができず、その効力はなくなってしまいます。

②**ペナルティーはどんなものが適切か**

　ⓐ　子どもにとって意味があり、大切なこと
　ⓑ　親がコントロールでき、心おきなく取り上げることができるもの

　今している遊びができなくなる、目の前の興味のあるものが少しの間取り上げられるといったことは、子どもにとってとてもつらいことであり、大きな意味があります。大イベントや長期にわたるものでないとペナルティー（＝罰）にならない気がする保護者がいるかもしれません。しかし子どもがやっとのことで手に入れたようなものや、実際にペナルティーとして実行不可能なものは適当とはいえません。たとえば随分前から楽しみにしていた年に一回の誕生日パーティー、ずっと楽しみにしていた夏休みの旅行を取りやめにするといったペナルティーは大きすぎ、やり直すチャンスも与えてあげられません。また、その時になると、親もかわいそうになって、実際に実行することが難しくなるものです。

　ⓒ　短期間のペナルティー

　「今から10分間ゲーム禁止」とか「これから20分間テレビが見られない」といった、短時間で即座に実行されるペナルティーのほうが、子どもにとってはインパクトが大きいものです。好きなドラマの最中に宅配便が来て5分間中断された時を想像してみてください。とても残念な気持ちになるものです。

　また、「1週間テレビなしよ」といった長期間に及ぶものや「週末のビデオなしね」といった数日おいてのペナルティーでは、何の責任を取っているのか子ども自身が忘れてしまったり、こちらもそのペナルティーを忘れ、曖昧に終わってしまうかもしれませ

ん。また、長期間に及ぶペナルティーでは、ほかにペナルティーを課す必要のある行動が生じた時に、与えるペナルティーがなくなってしまうということもでてきます。

　一方、短いペナルティーならば、ペナルティーの後にもっと適切な行動をするチャンスを与えることができるため、子どもは自分の行動をコントロールすることができるようになるかもしれないのです！

　ⓓ　問題行動と結びついているほうが好ましい

　問題行動とそのペナルティーが直結していると、子どもには何の責任を取らされているのかわかりやすいものです。ボールを壁にぶつけ続ける子どもに対してならば、ボールが10分間使えないといったペナルティーであれば、どうしてボールを取り上げられるのかイメージしやすいでしょう。

　ⓔ　体罰は避ける

　これは勿論のことですが、体罰はペナルティーでは使いません。体罰や暴言で行動をコントロールされてきた子どもはいずれ、体罰や暴言で人をコントロールする方法を学んでしまいます。

③ペナルティーの後の対応

　ⓐ　ペナルティーが終わったら水に流す

　「何で、ボールで遊べなくなったと思う？」といった理由の説明やお説教をしたり、子どもをなぐさめたくなるかもしれません。しかし子どもはペナルティーという形で自分の選択、行動に責任を取ったわけです。ペナルティーが終了したところで、この一連の流れは完結したと考え、その後のお説教やなぐさめは必要ありません。終わったら「はい、ペナルティーは終わり。ボールを返すね」とサラッと言って水に流しましょう。

　ⓑ　ペナルティーの後にすぐにまた同じことをした場合

　その時には即座にもう一度ペナルティーを与えます。警告を与える必要はありません。ボールを子どもに返した途端にまたボールを壁にぶつけ始めたら、「ボールをぶつけたから、ボールは20分間使えません」と伝え、すぐにボールを取り上げましょう。

●タイムアウト

　タイムアウトとは、ペナルティーの一種で、子どもの楽しいことや一切の刺激を一時的に取り去る方法です。タイムアウトはペナルティーのなかでも、簡単で、かつ、いつでもどこでも使える効果的な罰であるため、アメリカでは一般的な方法として、各家庭で用いられているようです。日本とアメリカの住宅事情の違いもありますから、自宅の中でどこでならタイムアウトが設定できそうか、またよく行く外出先ではどうかなど各保護者に投げかけ、一緒に考えてみましょう。

　タイムアウトの使い方・手順について、保護者にわかりやすく伝えていきます。

タイムアウトの使い方

①　まず家の中でタイムアウトの場所を選びます。目が届き、家族が集まる場所、暗くな

く、閉じ込めなくてすみ、危険なものやテレビや本、ゲームソフトなど子どもの興味を引くもののない場所、花瓶や高価な置き物などの壊れるようなものがない場所にしましょう。リビングなどであれば目も届き、閉じ込めなくてすみます。部屋の壁際の何も置かれていない場所にカーテンをしていすを置く、目が届くなら廊下の壁なども利用できるかもしれません。子どもは一時的に刺激のない場所に行き、静かにすごすことになりますので、タイムアウトは子どもにとってクールダウンの役割も果たします。

② タイムアウトの時間を決めます。子どもの年齢1歳につき、1分が目安ですが、最初は短めでも構いません。短時間でもこれまでしていたことから離れることは、子どもにとってはつらいことなので、とても効果があります。キッチンタイマー、砂時計などで、時間を測ります。

③ 気持ちが落ちついて穏やかな時に、家族にタイムアウトを紹介し、事前にタイムアウトの練習をしておきましょう。どこで、どんな時にタイムアウトになるのかを説明し、「そういう時には、ここに座るんだよ」と子どもに伝えます。そして、「このいすに座ってごらん」というように促し、タイムアウトの練習をさせます。タイムアウトをよく理解させてから実行できるように準備させるのです。家族にもタイムアウトの時にはスムーズに実行できるよう紹介し、ほかのきょうだいなども含め、目新しいからといって子どもに話しかけるなどの注目を与えないように協力を促しましょう。

④ 許しがたい行動が始まったら、タイムアウトの警告を出しましょう。ほかのペナルティーと同様、警告を出して具体的に始めるべき行動や、やめるべき行動を伝え、また指示に従わない場合にはタイムアウトになることを明確に伝えます。

⑤ 子どもがタイムアウトを拒否する時は、無視あるいはブロークンレコードを使います。それでも拒否する時には、より重いペナルティーを伝えて選択させます。

　「じゃあ、5分間のタイムアウトです」と伝えた時、「やだ〜」と不平を言ってきてもそれは無視をし、ブロークンレコードで「5分間のタイムアウトです」と繰り返します。何度か繰り返しても「やだ〜」と繰り返すならば、「今すぐ5分間のタイムアウトか、お父さんが帰ってきてから10分間のタイムアウトか、どっちにする？」といったように子どもに選択をさせましょう。

⑥ タイムアウトの後でお説教はせず、ただ「タイムアウトは終わり」とだけ言いましょう。ほかのペナルティーと同様、タイムアウトが終わったら責任を果たし完結したものとし、「もう、二度としないよね！ねっ⁉どうなの？」などと確認したり、お説教をしたりしてはいけません！「タイムアウトは終わり」と言ったら後は水に流しましょう。

3　家族会議

危険な行動に対処するもう1つの方法として、家族会議を使うこともできます。

家族会議は、家族皆で、今生じている問題（ここでは、危険な行動や許しがたい行動）について話し合い、解決策を導き出すためのものです。子どもも参加し、その問題についての意見を言うことや問題解決のための取り決めの決定に加わる権利が与えられます。小学校高学年以上の子どもならば、危険な行動について子ども自身の意見も取り入れられたほうが、問題に対して協力的にかかわることができるでしょう。時には子ども側から「○○ならできる」などと妥協案が出てくることがあるかもしれません。家族会議は危険な行動・許しがたい行動に限らず、家庭内のルールを決める時など、さまざまな場面で話し合いの機会として利用することができます。

①家族会議の進め方について説明する
1. 問題が何かを明確にし、可能な解決策を家族で考えます。
2. 会議を設定します。
3. 穏やかな声の調子を守り、問題を明確に述べ、家族それぞれの考えを尋ねます。
4. 妥協（折り合える地点を探す）や交渉（子どもが望むこと、親が望むことをお互いに出し合い、交換条件を出す）を通して合意に達します。
5. その後に再び会議をもち、うまくいっているかどうかを評価します。

②家族会議は裁判ではなく、お互いの意見や気持ちを知る時間

家族会議は、家族で子どもを執拗に追及したり、責めるためのものではありません。家族が子どもにしてほしいこと、するべきだと思っていることがある時に、子ども側の気持ちや意見にも耳を傾け、問題について折り合えるところを探すためのものです。

家族会議は定期的に設定して、家族会議で設定された解決策が妥当なものか評価していきましょう。

5．質疑応答　　1:20

本日のテーマ「制限を設ける」の説明について保護者から質問を受けましょう。疑問や不明な点がないように確認していきます。このセッションでは制限についてのロールプレイは基本的には行いません。ロールプレイをして、制限を使うことを強調するより、これまでの対応をしっかり使っていくことでほとんどの行動はよい方向に向かっていくことを理解してもらいましょう。時間があるならばこれまで学んできたほめる、無視、指示などで対応してみたいもの、また、してみたけれど対応が難しかったものなどを取り上げて復習を兼ねてロールプレイを行ってみるのもよいかもしれません。

しばしば見られる質問をQ&A形式にまとめました。参考になさってください。

「制限を設ける」に関してよく出る質問
＆リーダーがしばしば感じる疑問　Q&A

Q1　「制限を設ける」のロールプレイをしてみたいのですが…

> A1：この回はBBCの表を全員分完成させなければいけません。そのため過去のセッションの経験から、制限のロールプレイをする時間を確保するのは難しいかと思われます。また、「制限」はできるだけ使ってもらいたくないので、あえてロールプレイの時間は設けていません。しかし、どうしても練習をしてみたいということであれば、まずは子どものどういった行動に対して「制限」を設けたいのか確認し、「制限」に至るまでの「ほめる」「無視」「指示」で対応ができないかをふりかえりましょう。そのうえで、必要に応じて「警告」の練習をしてみてもよいでしょう。

Q2　ペナルティーで何かを取り上げたら、子どもがパニックを起こしそうなのですが…

> A2：「ペナルティー」は与えなくてすむなら与えないほうが望ましいのです。ましてやパニックを起こすかもしれないということが予測されるのであればなおさらです。ペナルティーを与えないですむよう、それ以前にできる対応を考えるとともに、子ども一人ひとりの行動特性、障害特性を検討し、どのように対応していったらよいかをプログラムを離れて考えていくことも必要でしょう。そのためにもリーダー・サブリーダーには子どもの問題行動の背景にある発達の問題、情緒的問題に対する知識が求められるのです。

Q3　ペナルティーで何を取り上げたらいいか思いつきません

> A3：ペナルティーで取り上げるものは、問題行動と直結しているもののほうが子どもにとってわかりやすいでしょう。たとえば、ボールを壁にぶつけているならボールを一定時間取り上げる、すぐお風呂に入らないならお風呂場でいつもやっている遊びはできない、というのがそれにあたります。しかし、そういったものがすぐに思い浮かばない時があります。また、今まで「今度の夏の旅行はなしよ！」といった大きなペナルティーを言い渡してきた（でも結局、それは実行に移せていないようですが）保護者にとっては、「些細なことでも子どもにとっては意味があり、親も気兼ねなく取り上げられるもの」が思い浮かばないということがよくあります。そういった際には、もう一度、子どもの日常を観察し、子どもの好きなもの、取り上げられたくない小さな楽しみを見つけ出すよう、促していきましょう。スペシャルタイムを再度提案し、子どもを観察する時間をもってみることを提案してもよいかもしれません。

Q4 スーパーでタイムアウトを言い渡してもおとなしく従わないような気がするのですが…

A4：小さな頃からタイムアウトに慣れている欧米と違って、日本では親も子もペナルティーになじみがありません。ましてやスーパーという多くの人の目がある場で、かつペナルティーを使おうと思うような状況で、いきなりタイムアウトを使うというのは難しいでしょう。子どもは親の出した指示（タイムアウト）に従えず、結果として失敗に終わってしまうかもしれません。まずは落ち着いている時に、家の中で練習をし、その後で、家の中で実際に使ってみることから始めるとよいでしょう。そこでうまく使えそうであれば、スーパー等の外での危険な行動に対しても試してみましょう。一気に難しい場面で試してみるのではなく、まずはやりやすいところから練習していくことが成功への近道です。

Q5 タイムアウトはほかのきょうだいにも使ってよいでしょうか？

A5：あまりにも年長の子ども（中学生など）だと、タイムアウトを指示しても従おうとしないかもしれません。しかし年少の子どもであれば効果もありますし、きょうだいに共通して用いることで、不公平感もなくなり望ましいと思われます。

6．宿題の説明　　　　　　　　　　　　　　1:28

　制限についての宿題はありません。「危険な行動・許しがたい行動」がないのなら、あえて制限を使う必要はないことを付け加えましょう。そして、今回の宿題はBBCを実際に子どもに紹介し、実施してきていただくことであると伝えます。

7．前回の宿題の回収　　　　　　　　　　　1:30

　前回（セッション7）の宿題「よりよい行動のためのチャート（BBC）試験的な記録表」については、今回の宿題でも引き続き使用することになるため、回収はしません。
　回収する場合には、コピーをとり、その日のうちにお返ししましょう。

> **このセッションを終えて**
>
> 　お疲れさまでした！これでセッション8は終わりです。
> 　これまでのセッションを経て、保護者は、肯定的注目を与えることが違和感なく自然にできるようになり、子どもの特徴や状況に合わせて「ほめる」を引き出す上手な対応ができるようになってきていることでしょう。そのため、親子関係によい循環が生じ、保護者の表情には自信や余裕が感じられるようになる頃です。
> 　また、グループ全体の動きとしては、お互いに気兼ねなく意見や感想が言い合え、ほかの保護者へのサポーティブなコメントやアイデア提供なども活発になってきています。保護者同士の連帯感やサポートを上手に生かしながら、グループ全体の時間管理や話の逸脱への軌道修正をしっかりマネージメントすることがリーダー・サブリーダーには求められます。
> 　グループのダイナミクスを感じながら、プログラムを進めていきましょう！
>
> **このセッションのPoint**
>
> ★制限を設ける前に、可能な限りこれまでに取り組んできたスキル（ほめる、無視、指示）を組み合わせて対応しましょう

レジュメ（例）

セッション8．制限を設ける―警告とペナルティーの与え方―

1．前回の復習＆宿題

・BBCはどんな時間帯で、どんな行動を選びましたか？

・試みの記録をつけてみましたか？

2．制限を設ける前に

☆可能な限り、

- 「無視する／ほめる」の組み合わせ
- 「効果的な指示の出し方」CCQを心がける

    「予告」「選択」「～したら…できる」

    「子ども同士の力を利用する」「ブロークンレコード・テクニック」

で対応する

| どうしてもそれらで対応できない場合　⇒　「制限を設ける」 |

3．制限を設ける

(1) 警告（イエローカード）

☆もし子どもがある行動を始めたりやめたりしない時に、当然与えられる結果（罰＝ペナルティー）を宣言すること

☆効果的な警告の与え方

- やめてほしい行動、従うべき行動を明確に伝える
- 従わなかった時のペナルティーを具体的に伝える
- 1回だけ
- 「警告」は子どもが指示に従える最後のチャンス。**従ったらほめる！**

(2)-1　ペナルティー（罰）

　☆本人が選択した結果として責任を負わせること、特典や何かものを失うこと

　☆どんなものか？

　　➤子どもにとって意味があり、大切なこと

　　➤親がコントロールできること＆心置きなく取り上げることができること、もの

　　➤短期間の罰

　　➤問題行動と結びついているほうが好ましい

　　➤体罰は避ける

　☆即座に、躊躇せず、徹底してやり通す

　☆ペナルティーが終わったら水に流す（お説教や説明をしたり、なぐさめたりしない）

　☆ペナルティーの後に、すぐにまた同じことをやった時には、警告を繰り返すことは不要

(2)-2　「タイムアウト」

　☆3歳から12歳の子どもに用いることができる効果的な罰

　☆楽しいことや一切の刺激を取り去ること（楽しいことに参加できない）

　☆どこでも、いつでも用いることができる

　
　タイムアウトの使い方

　①家の中でタイムアウトの場所を選ぶ

　　・目が届き、家族が集まる場所、閉じ込めず、暗くなく、危険なものや楽しいものがない場所（例：壁際にいすを置く）

　②タイムアウトの時間を決める

　　・子どもの年齢1歳につき、1分が目安。最初は短かめでもOK

　　・キッチンタイマーを使う

　③家族にタイムアウトを紹介する

　④タイムアウトの練習をする

　⑤許しがたい行動が始まったら、タイムアウトの警告を出す

　⑥子どもがタイムアウトを拒否する時は、無視、あるいはブロークンレコード・テクニックを使う

それでも拒否する時は、より重いペナルティーを伝えて選択させる

（例：今すぐ10分のタイムアウトか、パパが帰ってきてから15分のタイムアウトか？）

⑦タイムアウトの後で、お説教はしない。ただ、「タイムアウトは終わり」と伝える

4．家族会議

☆許しがたい行動に対処するために、家族会議を使うことができる

①問題が何かを明確にし、可能な解決策を考える

②会議を設定する

③穏やかに、問題を明確に述べ、考えを尋ねる

④妥協（折り合える地点を探す）や交渉（子どもが望むこと、あるいはあなたが望むことの交換条件を出す）を通して、合意に達する

⑤その後も会議をもち、うまくいっているかどうかを評価する

注意　家族会議≠裁判
　　　　　　＝お互いの意見や気持ちを知る時間

5．宿題「よりよい行動のためのチャート（BBC）」

宿題：よりよい行動のためのチャート（BBC）

名前 _____　　　子どもの名前 _____

☆時間帯：（　　　　　　　　　　　　　　　　　　）

行動	月	火	水	木	金

セッション 9

学校・園との連携

Introduction 今までは、家庭での対処法について取り上げてきました。このセッションでは、少し範囲を広げ、学校・園における子どもの行動に対処するために、先生とコミュニケーションを図りながら試してみたい具体的な方法について学んでいきます。まずは保護者同士で今までの体験談や意見を出し合い、情報を共有していきましょう。思わぬ苦労話や妙案が飛び出すこともあり、保護者の日々の大変さやそれらを乗り越える底力を実感させてくれる回でもあります。

1．本日のレジュメの配布

セッションが始まる前に、レジュメを配布します。今回は「学校・園との連携」のシートのみを配ります。

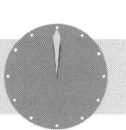

2．前回の要点の確認　　　セッション開始 0：00

セッション8の要点を簡単に説明し、内容を振り返ります。

●説明のポイント

① 「警告」「ペナルティー（罰）」はできるだけ与えず、可能な限り、これまで取り組んできたスキル（ほめる、無視、指示）を組み合わせて対応する
② それでも危険な行動・許しがたい行動がある場合に限り「警告」「ペナルティー（罰）」を用いる
③ すぐに「ペナルティー（罰）」は与えず、まずは「警告」を与える
④ 「警告」とは…
⑤ 「警告」で子どもが好ましい行動に移れたら、ほめる！
⑥ 「ペナルティー（罰）」とは…
⑦ 「タイムアウト」とは…
⑧ 「家族会議」とは…

おそらくこの頃になると、ほとんどの子どもに危険な行動や許しがたい行動は見られなくなり、積極的に警告、ペナルティーを使おうとする保護者は少なくなっていることでしょう。

また、危険な行動はまだ見られるけれども、それが障害特性を背景とした問題行動（広汎性発達障害のある子どもに見られるパニックを伴った自傷・他害行為、ADHDのある子どもの道路への突発的な飛び出し行為など）であるために、それらは警告やペナルティーの対象ではなく、もっとほかの対応が必要であることに保護者が自ら気づかれていることも少なくありません。

　しかし、なかには、警告やペナルティーが必要な保護者もおられるでしょう。実際に使ってみた方がいらっしゃれば発表していただきましょう。どのような状況で、どのような行動に対して、どんな方法で対応し、最終的にどのように警告やペナルティーを用いたかなどを具体的に聞いていきます。そのなかで、警告に至る前にもっとできる対応があったようであれば、保護者がそのことに気づけるようにリーダー・サブリーダーはサポーティブにコメントしていきましょう。

　制限を設けることは子どもの問題行動を減らしていくためにたいへん効力があるものと考えがちです。しかし、多用することは危険です。ほめる、無視、指示を組み合わせて使うことで対処できるほうが望ましいことを改めて伝え、そのことを保護者が強く意識できるよう促していきましょう。

3．前回の宿題　　0:05

1　宿題に取り組んでみての感想を伺い、BBC表を発表してもらう

　前回は、試験的に作成した「よりよい行動のチャート（BBC）」について見直しを行いました。そして、前回から今回までの間にBBCの本番を子どもに提案し、実践してきていただくという宿題を出しています。実際に使われたBBC表を見せていただきながら、取り組んでみての感想、子どもの反応などを伺っていきましょう。

　まずは実際に実践された方々の作成されたBBC表を見せていただき、保護者皆さんで回して見ていきましょう。かわいい絵、わかりやすい写真などを添付し、とても素敵な表を作ってこられる保護者が少なくありません。また「子どもと一緒にシールを選んだんです」「きょうだいもやりたがるので、子ども全員で取り組み始めました」といった嬉しい声もしばしば聞かれます。皆さんがそれぞれ工夫を凝らした表を見せ合いながら、コメントし合うことで、さまざまな工夫が共有できますし、今回は取り組むことができなかった方が「わが家でも…」と取りかかるきっかけになることもあります。

　保護者のなかには、「今まで子どもが時間通りに寝ないといって怒っていたんですが、実は私の夕食の準備が遅くて、時間がおしてしまい、寝る時間がずれ込んでいたのがわかりました」「親の思いつきや都合で指示を出していたような気がします」と状況を客観的にとらえ、自らの子どもへの対応を反省される方がいらっしゃるかもしれません。その場合、

「お忙しいから、なかなか思うようにはお母さんも用事を済ませられませんよね。でもよく客観的にそういった点に気づかれましたね。そういうことに気づいているのといないのとでは、おのずとお子さんへの声かけや対応も変わってきますよね。では、具体的にはどんな工夫が可能でしょうかね？」と保護者の気づきや日々の苦労をねぎらいながら、サポートしていきましょう。具体的に毎日の生活のなかでどのような工夫ができそうか、グループのほかのメンバーに尋ねてみてもいいでしょう。サポーティブなコメントやさまざまな工夫の提案がなされることも少なくありません。

広汎性発達障害のある子どもの場合、BBCを取り入れた途端に難しい時間帯をスムーズに過ごすことができるようになることも少なくありません。おそらく、やるべきことがはっきりし、見通しが立つことで、スムーズに動けるようになったものと思われます。なかには「もっと早くにこのBBCを教えてほしかったです」とおっしゃる保護者がいるかもしれません。しかし、プログラムの最初にこのBBCを取り入れてもそんなにはうまくいかなかったでしょう。このセッションに至る約4〜5か月の間に、ほめる、無視、指示を上手に組み合わせて各保護者が対応してきたことで、親子の悪循環が減り、よい循環が始まっているからこそ、BBCがスムーズに導入でき、生活にうまく取り込めていったのではないか、という点を伝え、今までの保護者のがんばりをねぎらいましょう。

BBC表については以下の点に注意し、必要に応じて修正をしていきましょう。
① 項目の70〜80％に○がついているか？
② ×はつけていないか？
③ 「よくできる行動」「時々する行動」「まれにしかしない行動」が3：2：1の比率になり、交互の順番に並んでいるか？
④ 目標として選んでいる行動に無理はないか？
⑤ ○がつかない行動に○がつくように何かサポートが必要か？
⑥ ○のつき方に特徴はないか？
　　例：「朝、スムーズに起きられるとその後がスムーズに進む」
　　　　「前の日に嫌なことがあると、翌朝のチャートがうまくいかない」
⑦ もし特徴があれば、それに対してどのような工夫が可能か？
⑧ できた行動をどのようにほめたか？
⑨ 子どもの反応は？
⑩ なにかチャートを見て気がつくことは？

あくまでもこのチャートは「できないことをできるようにさせる表」ではなくて、「ほめることによって難しい時間帯をスムーズに過ごすための表」です。ですから、前回解説したように、項目の70〜80％に初めから○がつくように設定しておく必要があります。また、スムーズに進めるためにもチャートの目標行動の順番は重要ですし、必要であれば○を増やすためのサポートを検討していきましょう。

この頃になると保護者たちのサポーティブなやりとりが盛んになっていますので、リー

ダー・サブリーダーが主導して修正していくよりも、ほかの保護者からどんどん知恵を出しあってもらうほうがよい案が出てくるような気がします。グループの力を最大限に活用しましょう！

最後に、可能であればBBCは今後も継続していただくよう促しましょう。

4．質疑応答　0：40

BBCの本番に取り組んでみての質問についていくつかまとめてみました。参考になさってください。

BBCの本番に取り組んでみてよく出される質問
＆リーダーがしばしば感じる疑問　Q&A

Q1 子どもが自分で行動目標を立てたいと言ってききません。どうしたらよいでしょう？

A1：その子どもは適当な行動を選べそうでしょうか？子ども自身で行動を選ぶことはチャートを実践していく意欲をより高めるかもしれませんので、もし可能そうであれば、保護者と子どもがまずは「一緒に」行動を選ぶところから始めてみてはいかがでしょうか？そういったコミュニケーションを通して、お互いにとって取り組みやすいチャートができ、よりいっそう日常がスムーズに楽しく進んでいくとよいと思います。

Q2 はじめは調子よく取り組んでいたのですが、しばらくしたら飽きてしまったのか、子どもが取り組みをやめてしまいました。うちの子にはチャートが合わないのでしょうか？

A2：はじめは調子よく取り組んでおられたのであれば、決してその子どもにチャートが合っていないとは思えません。チャートの項目は子どものレベルに合ったものでしたか？もう一度項目を確認してみましょう。難しすぎたり、逆に簡単すぎるとやり続ける気持ちを持続できないことがあります。また、こういった相談をされる方のお話を伺っていくと、子どもが1つひとつの行動を行った後、チャートに○を書き入れたり、シールを貼ったりはしているのですが、同時にほめていなかったということがしばしば見受けられます。このチャートの一番の目的はチャートを通して子どもが何をしたらよいか（何をしたらほめられるか）を明確にし、かつ親が子どもの好ましい行動をほめ忘れないようにすることです。再度、子どもがチャートの行動をした時に、保護者がどのようにほめていたかを確認し、たくさんほめていくよう促しましょう。

Q3 開始当初考えていた目標行動ができるようになったので、新たな目標行動に変えてよいでしょうか？

A3：明らかに子どもにとって容易な行動しか含まれていないと判断できれば、目標行動を変えてもよいでしょう。しかし、今までできなかった行動がここ数日、あるいは1～2週間のうちにできるようになってきたという程度であれば、少なくとも1か月ぐらいは調子を見る意味でも同じ項目を継続してチャートを実施しましょう。あまりに頻繁に行動目標を変えてしまうと、子どもが混乱してしまうかもしれません。

Q4 子どもがとても喜んで取り組んでいるので、別の時間帯用のチャートを作ってもよいですか？

A4：子ども自身が楽しく取り組めているというのはとてもよいことですね。そうすると親のほうも少し欲が出てくるものです。ましてや子どもが望むのであればなおさら「別の時間帯のチャートも…」と思われても無理はありません。しかし、それでなくても忙しい時間帯を扱うわけですから、新たなチャートを作ることで、親・子にとってそれが負担にならないかが心配です。まずは負担のない範囲で取り組んでいくよう促しましょう。チャートを作ることで、やるべきことが明確になり、子どもも親もその時間帯をスムーズに過ごせるというのであれば、「チャートは作成するがあえて評価しない」というところから始めてみるよう勧めてもいいかもしれません。とにかく保護者と子ども、家族にとって負担にならないか、どのような形にしたら役に立ちそうかをそれぞれの特徴に合わせて考えていきましょう。

Q5 私は子どもにチャートに従って行動をやらせたいと思っているのですが、同居している家族が別の指示を出すので、チャートがうまく進みません。どうしたらよいでしょうか？

A5：同居している家族がグループに参加されている方と違った指示や判断をされて困るという話がしばしば聞かれます。可能であれば同居の家族にもプログラムで学んだスキルについてお話しいただき、家族全員で一貫した対応ができると、子どもは混乱しなくてすみ、よりいっそう効果的でしょう。しかし、なかなかそれが難しい場合もあるようです。無理のない範囲でチャートを実施すること、子どもが好ましい行動を行ったらほめるという基本にかえることを促しましょう。そして、家族の抱える問題が大きい場合は、グループセッションのなかだけで解決することは難しいと思われますので、個別のセッションを設けて話し合う時間をもてるとよいでしょう。

Q6 BBCはずっと続けていかなければいけませんか？

A6：どんなに魅力的なチャートであっても、親も子も疲れてしまったり、飽きてしまったりして、何年も継続していくことは難しいかもしれません。また、子どもに大きな問題がなくなりチャートを続けていく必要性を感じなくなったり、子どもの体調や情緒が不安定になり、チャートを継続することが難しく感じることがあるかもしれません。そのような場合は、一旦チャートを中断し、必要と感じられる時期が来たら再開するとよいでしょう。

Q7 ○がつかないと子どもが怒ったり、パニックに陥ります。どうしたらよいでしょうか？

A7：どうしても表の中に○がつかなかったり、ましてや×がついていようものなら、ついそこに目がいってしまい、気になってしまうものです。ですから、チャートには×はつけないようにしましょう。また、○がつかなかったことに子どもが不平・不満を言ってきたら、注意を○（できていたこと）のほうへもっていき、ほめましょう。

　広汎性発達障害のある子どものなかには、○がつくことにこだわってしまい、できてもできなくても○がつかないと混乱し、パニックを起こしてしまう子どもがたまに見受けられます。そういう時は確実に○がつけられるように、チャートの目標行動の設定を見直しましょう。たとえば、時間にこだわってしまいその時間までにできないと不安になるようであれば、時間設定を外すとよいでしょう。「声かけは2回までOK」としていたものを「声かけは5回までOK」「お母さんと一緒にする」とするなど、サポートを増やすのもよい方法です。さらに、宿題は始められるが、途中で投げ出してしまうために○がつかず混乱するようであれば、「宿題を始めた時点で○をあげる」というように、目標行動を細かく設定し直すことも必要に応じて行っていきましょう。

Q8 学校でも同じようなチャートを使ってもらえるとありがたいのですが、先生にお願いしてもよいものでしょうか？

A8：もちろん先生が取り組んでくださるというのであればお願いしてもよいでしょう。しかし、たくさんの子どもを一度に見なければいけない先生にとってBBCの項目は少し多く、また、その場でほめながらチャートを進めるといったBBCの進め方もクラスの人数や状況によっては不可能なこともあり、学校で実施するのは少し難しいかもしれません。このような相談があった場合は、本セッションで扱う「連絡シート」を提案してみましょう。

5．本日のテーマ「学校・園との連携」　0：50

レジュメに沿って内容を解説していきます。保護者にレジュメの一部を読んでもらうなどして、どの保護者もその回のなかで発言できるように促しましょう。

●今現在、学校・園とどのような連携をとっていますか？

今までは、家庭のなかでの子どもとの関係について取り組んできました。今回は、少し範囲を広げて、学校・園における子どもの行動や、先生とのコミュニケーションの取り方について検討していきます。今現在、あるいは過去に、学校・園とどのように連絡をとったり、どのような連携をとったことがあるか、あるいは現在とっているか、などについて発表していただきましょう。学校・園サイドとコミュニケーションがとりやすい場合もあればとりにくい場合もあったかと思われます。時には、過去にあった、つらかった学校・園とのやりとりについて語られる方がいらっしゃるかもしれません。そういったことを経験されてきた保護者の思いにはサポーティブに対応しつつも、できるだけほかの保護者の参考になるような肯定的で、建設的な学校・園との連携についての経験をお話しいただけるよう促していきましょう。

「電話や連絡帳を通して連絡をとっている」「電話やメールで」「ほとんど連絡はとっていない」という方から、「学年が変わるたびに、子どもの特徴をまとめた資料を渡して先生に読んでもらっている」「わかりやすい本のなかで、うちの子に当てはまるところに線を引いて担任と校長に渡している」「PTAの役などを積極的に引き受けて、とにかく頻繁に学校に顔を出している」「病院の専門職の方と会ってもらえるようお願いして、集まって対応について検討してもらった」といった方まで学校・園との連絡・連携の取り方はさまざまです。また、保護者のなかには学校・園とのやり取りが上手な方もいらっしゃれば、苦手な方もいらっしゃいます。ですから、すべての方法を全員の方が取れるかというとそれは難しいと思われます。しかし、さまざまなやり方を聞いていくうちに「私も今度あれをやってみようかしら」「そんな方法もあったんだ」「そんなこと先生にお願いしてもよかったのね」などと感じられることも少なくありません。サポーティブな雰囲気のなかで、知恵の出し合いの場になるとよいでしょう。

連携が難しく感じるケースや場面については、この場では受けとめるに留め、今回の内容に入っていきます。

過去のグループのなかで出された保護者の学校・園との連携の実践例についてあげてみましょう。

> **例**
> - 担任、学年が変わるたびに、親から連絡をとり、面接時間をとってもらっている。
> - 子どもの特徴をまとめたノートを作成し、担任が変わるたびに渡し、読んでもらっている。
> - 学校のPTAの役を引き受け、何か用事を見つけては、学校に足をはこび、先生と仲良くするようにしている。
> - 専門機関で子どもの特徴について、まとめたものを書いてもらい、学校の先生に渡して読んでもらっている。
> - 通級の先生と担任の先生と親との連絡ノートを作っている。先生たちに直に会うのはお迎えのときか個別面談のときくらい。すべてのやりとりをそのノート1冊でやっている。嬉しかったことも書いているし、何でも書けるノートである。通級の先生と担任の先生同士だけのやりとりの時もある。おおよそ1週間で回している。
> - 連絡帳には細かく書いて伝え合っている。子どももその連絡帳を見るので、読まれたくない内容については電話をするなど工夫している。
> - 幼稚園を転園したばかり。担任や園長には子どものことを話した。毎日少しでも担任と話すように心がけている。
> - 1学期に1回くらい、子どもに関わってくださる先生方と親が話し合う場をもっている。
> - 幼稚園の頃は、先生やクラス中に無視されてチックがひどかった。今はいい先生に恵まれた。嫌いな国語の授業も「しっかり聞いていたら☆印」「ほかの子が発言している時にしゃべらなかったら☆印」というようにシートを作り、取り組んでくれている。一人ひとりの違いを認めようとしてくれる先生でありがたい。お願い事をするとすぐにやってもらえる。

● 「連携」とは？

　「連携」とは、何をすることでしょうか？まずは、「連携」の意味を明確にし、その必要性について解説していきましょう。

　「連携」とは、学校・園での子どもの行動や授業への取り組みに関して、先生とコミュニケーションを増やしていくことです。そして、そのコミュニケーションを通して、先生とともに子どもの特徴を理解し、目標を明らかにし、先生が選んだ目標に子どもが到達できるように家庭でもサポートしていくことです。たとえば、宿題を終わらせたり、順序立てて課題を進める際に、問題となることは何かを明らかにし、それらに対する対応を一緒に考えていくことなどがそれに当たります。その際、注意しておかなければいけないことがあります。すでにこのプログラムに半年取り組んでこられた保護者は実感されているかと思いますが、すぐに子どもの問題行動がまったくなくなるということはありません。しかし、変化はみられるでしょう。少しでも改善がみられたら、25％のところですかさずキャッ

チし、ほめる！このことを学校・園の先生方と共有していくことも重要なことの1つです。

そこで、保護者と先生が連携をとっていくための取り組みやすい方法の1つとして、次にあげる「連絡シート」を紹介していきましょう。

●連絡シートとは？

「連絡シート」とは、学校・園で子どもに「こうしてほしい」と思う「行動」を目標に選び表にしたものです。あらかじめ決めておいた目標行動（先生と相談して決めるとよいでしょう）について毎日先生に評価してもらい、子どもが帰宅後、そのシートを親に見せることで、子どもが学校・園でできたこと、がんばったことを親がポジティブに評価し、ほめることができます。

このシートを通して、先生と親が目標行動を共有することができます。そして、子どもは親以外の大人（先生）から社会的な場面でほめられ、帰宅後、親から重ねて肯定的な注目をもらえるので、認めてもらえている感じを強く抱くことができます。そして、学校・園と家庭で頻繁にほめられることで子どもは少しずつ自信をつけていけるのです。つまり、連絡シートは学校・園と家庭で子どもの情報を共有し、BBC同様、ほめるために用いるものなのです。

●連絡シートの作り方

①目標行動を選ぶ

まずは、保護者や先生が学校・園でこうしてほしいと思っている目標となる行動を明確にしていきましょう。実際に今、学校・園で見られる子どもの問題行動をあげ、それに対してどうしたらほめてあげられるのかを考え、目標を検討してもよいでしょう。連絡シートはコミュニケーションのツール（道具）として使うものですから、先生と相談して決めるとなおよいでしょう。

②具体的な表現にする

今までも扱ってきたように、行動とは、「目に見えるもの、数えられるもの、聞こえるもの」です。目標が「～しない」という表現だと、子どもは実際にどうしたらいいのかわからず、なかなか好ましい行動が取れない場合があります。「友達の持ちものを取らない」ではなく「『貸して』と言ってから借りる」というように、記入されたことばをみれば、どんな行動をすることがよいのかがわかるようにしておくことが大切です。

目標行動は実際には先生が決める、あるいは先生と保護者が一緒に決めることになります。ですから、目標行動を何にするか、必ずしもセッション中に検討する必要はありません。時間があり、検討しておいたほうがよいと判断された場合は、少し時間を設け、保護者それぞれに、現時点で子どもの学校・園での目標にはどういった行動がよさそうかということを検討していくとよいでしょう。

ホワイトボード記入（例）

問題行動	目標
先生の言うことを聞こうとしない 席を離れる 他児の邪魔をする・後ろを向く 順番を待たないでしゃべる	先生が話す時には先生のほうを見る 席に着く 前を向いて座る 話す前に手を挙げる

③「○」のつく行動を必ず入れる

　ここで提案している連絡シートには、目標行動を3つ書き入れる欄が設けてあります。そこにはBBC同様、子どもが「できること」「時々できること」「あまりできないこと」を混ぜて選びましょう。これからできるようになってほしい「あまりできないこと」だけを3つ並べてはいけません。なぜなら、このシートは子どもの好ましい行動を学校・園と家庭でほめるためのものなのですから！

　ほめられる機会が少ない子どもや、要求水準の高い保護者の場合には、「できること」を2つ入れるところからはじめてもよいでしょう。

④時間場面の設定は細かく区切って

　丸1日単位で子どもが目標行動をできたか、できなかったかと判断すると、なかなか○がつかないかもしれません。

　たとえば、「授業中、席に座っている」という行動を目標にしたとします。午前中の4時間目までは座っていることができたのに、5時間目に立ってしまったがために○をもらえないとなると、子どもはとてもがっかりしてしまいます。そういった場合は、1日単位でできたかどうかをみていくのではなく、「午前」「午後」のように時間を区切って評価してもらうとよいでしょう。場合によっては、「1時間目」や「集会のとき」など、より限定して時間を設定してもよいでしょう。時間設定を細かく設定することは子どもにとってやり直すチャンス、○をつけてもらえるチャンスを増やすことになります。

⑤広汎性発達障害やほかの障害を背景として起こっている問題行動の場合…

　目標行動選びでは、子どもが嫌いだからやらない行動と、広汎性発達障害や書字・読字の困難さをもち合わせている場合のような、能力的に難しいためにできない行動、あるいは意図せず行ってしまう行動を止めるといったものとは分けて考えましょう。前者にはほめるというご褒美は有効ですが、後者にはその子どもにとってやりやすい方法を見つけ出すような配慮やほかのもので代用する工夫が必要であることを伝えましょう。

●連絡シートの使い方

　続いて、連絡シートを導入するに当たって先生に説明する内容について解説していきま

す。連絡シートとして、ここでは2種類あげています。必要に応じて、1種類または2種類両方を提示し、説明しましょう。

2週間分を連絡帳に貼るタイプ
①先生に伝えること

連絡シートの意図を先生に伝え、協力を求めましょう。連絡シートの作り方・使い方を説明します。

ⅰ）保護者または先生が、あるいは保護者と先生が一緒に目標行動を決め、連絡シートを作成します。

ⅱ）「シートを連絡帳に貼ってください（もしくは、貼ってあります）」

ⅲ）「毎日、その日の欄に記入してください。週ごとの報告ではあまり効果がないことがわかっていますので、ご協力をお願いします。その日、子どもが目標行動ができていた場合、シールを貼ってください（スタンプや○印でも結構です）。できなくても×はつけないでください」

ⅳ）「もし、保護者に知ってもらいたい大切な『よい』出来事があったら、その日の欄に記入してください」

ⅴ）「シートにほかの印をつけないでください。これは『子どもができたこと（例：午前中は席に着いていたこと）』を保護者に知らせるためのもの、つまり行動について書くものです。目標に向かって『十分に』『一生懸命』がんばったことを報告するものではありません。別の言い方をするならば、『いやいや』『不平不満を言いながら』でもがんばってやったのならOKとして評価してやってください」

先生とお話をしてみると、保護者と先生の要求水準が違うと感じることもしばしばです。このトレーニングを受けている保護者は、ほめることがずいぶん自然にできるようになってきていますが、先生はそうではないかもしれません。子どもの特徴を理解し、こうした両者の温度差を少しでも埋めていくことがまず求められます。先生の目標が高すぎる場合は、今までの経緯を説明し、子どもの状態を客観的に伝え、現実的な目標を設定してもらえるよう理解を求めましょう。お互いに共通理解をして対応を検討していくことは、子どもをとりまく大人たちが「一貫すること」「足並みを揃えること」「協力すること」につながります。

まずは「できる範囲内で」と先生にお願いしていくよう促しましょう。通常、先生方は一度にたくさんの子どもを相手にしなければいけません。また、日常業務に追われ、なかなか余裕がないのも現状のようです。そのため「うちの子どもにこうしてください。ああしてください」「よく見ていてください」と保護者に依頼されると、どうしていいのかわからなくなったり、時には「お宅のお子さんだけのためにそんなことはできません」と拒否的になってしまわれることもあるようです。しかし、実際には子どものために何かしなければいけない、自分には何ができるのだろう、と思案されている先生方も少な

くありません。大切なことは、先生にとって無理がなく、できる範囲のことからお願いして、連携のきっかけを作っていく、ということです。このシートを通して、先生は子どものどこを見たらよいのかを具体的に理解できますし、記録が容易にできるので負担も少ないため、取り組んでいただきやすくなるのではないかと思われます。

②**保護者のためのガイドライン**

ⅰ）シートを準備し、先生にお願いします。

ⅱ）子どもから連絡帳を受け取り、子どもと一緒に報告を読みます。

ⅲ）どんなことでもポジティブな報告を子どもに伝え、ほめましょう。先生にお任せしてしまうのではなく、毎日子どもが持ち帰ったシート（もしくは連絡帳）を子どもと一緒に見て、ほめることが何より大事であることを保護者に伝えましょう。

ⅳ）「成功」へ子どもの注意を向けましょう。日頃から問題とされる行動を繰り返してしまいがちな子どもたちですから、先生から否定的なコメントをいただくことも多々あるかと思います。万が一、先生が否定的なコメントをシートに書いてこられても、否定的な部分は取り上げず、「できたこと」「成功」について注目し、子どもに肯定的な注目（ほめる）を与えることが大切です。

　もし、子どもが一緒にシートを見ていて、「僕はちゃんとやっていたのに、先生は〇

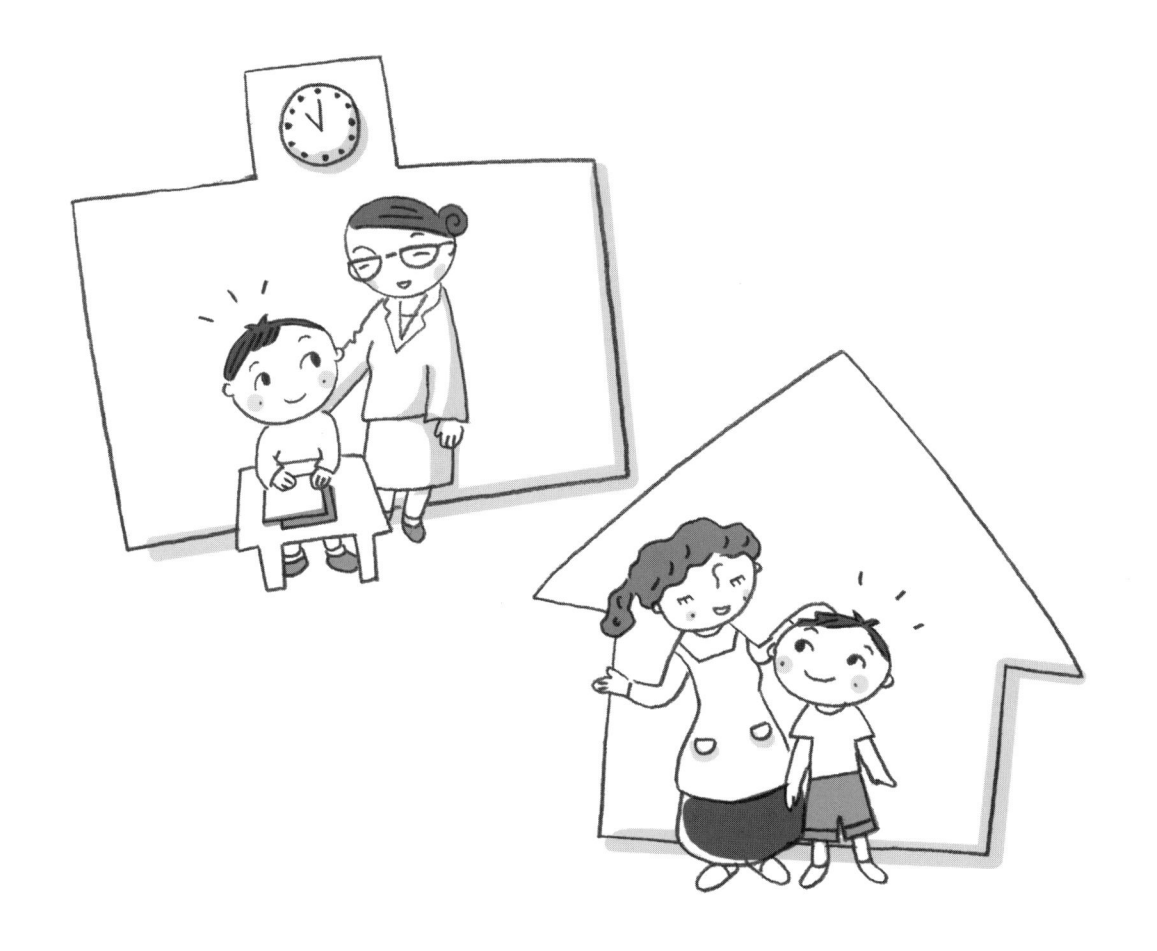

にしてくれなかった」と不平を言ったとします。そのような場合には、「先生は、今日○○くんが『話し出す前に手を挙げられた』ことがよかったと○をくれているよ。手を挙げてから発言できてえらかったね」と子どもができていたことを評価し、子どもの注意をそちらにもっていきましょう。

③子どもに伝えること

連絡シートを作ったこと、これは○○くんが学校でがんばったことを先生がお母さん（お父さん）に伝えるためのものであること、毎日先生が連絡帳に貼ったシートに目標行動ができたらシールを貼ってくれることなどについて説明しましょう。高学年の子どもなどは本人と一緒に目標行動を選んでもいいかもしれません。

> 毎日1枚ずつ持ち帰るタイプ

基本的には「2週間分を連絡帳に貼るタイプ」の使い方と同じです。

①先生に伝えること

ⅰ）「1日に1枚記入してください。それぞれの行動を◎か○で評定してください。シールを貼ってくださっても結構です。できなくても×はつけないでください」

ⅱ）「日付とサインをしてください。もし、保護者に知ってもらいたい大切な出来事があったら、コメントの欄に記入してください」

ⅲ）「シートを封筒（保護者が準備する）に入れて封をしてください。毎日、子どもに家に持ち帰らせてください」週ごとの報告ではあまり効果がないことがわかっていますので、ご協力をお願いしましょう。

ⅳ）「シートにほかの印をつけないでください。これは『子どもができたこと（例：午前中は席に着いていたこと）』を親に知らせるためのもの、つまり行動について書くものです。目標に向かって『十分に』『一生懸命』がんばったことを報告するものではありません」

②保護者のためのガイドライン

ⅰ）シートを5枚にカットします。1日1枚、1週間分を先生に渡しましょう。封筒も必要な枚数準備します。

ⅱ）子どもから封筒を受け取り、報告を読みます。

ⅲ）どんなことでもポジティブな報告を子どもに伝え、ほめましょう。

ⅳ）先生が、否定的なコメントを書いてきたとしても、それは取り上げないようにしましょう。「成功」についてだけ子どもに伝えることが重要です！もし、子どもが一緒にシートを見ていて、先生の評価に不平を述べたら、子どもの注意を成功にもっていきましょう。

③子どもに伝えること

○○くんが学校でがんばったことを先生がお母さん（お父さん）に伝えるものであること、毎日、目標行動ができたら先生がシートに○を付けてくれる（シールを貼ってくれる）ことなどについても説明しましょう。

6. 質疑応答　　1:20

本日のテーマ「学校・園との連携」について保護者から質問を受けましょう。

出てきた質問に対してほかの保護者からも意見を出していただくなどして、グループ全体でヒントや工夫を出し合ってみてもいいかもしれません。

しばしば見られる質問を以下にQ＆A形式にまとめました。参考になさってください。

「学校・園との連携」に関してよく出される質問 ＆リーダーがしばしば感じる疑問　Q&A

Q1 行動はすぐに終わるもの（例：朝、くつをゲタ箱に入れる）でよいのですか？1日中続ける必要のある行動（例：授業中に座っている）のほうがよいのですか？

A1：たいていの場合、好ましい行動を持続させることが難しい子どもにとって、長い時間で目標を設定することは避けたほうがよいでしょう。「午前中、座っている」「国語の時間、10分座っている」というように時間を細かく区切ることで、○がもらえてほめられる機会を増やすことが重要です。無理のない、そしてほめられるチャンスがたくさん得られるような内容や時間設定を検討していきましょう。

Q2 先生の困っていることをあげてもらうのでしょうか？それとも先生と相談しながらがよいのでしょうか？学校での様子がわからないので、何を選べばよいのかわかりません

A2：学校でのことは先生のほうがよくご存知かと思われます。そして、○をつけるのも先生です。具体的な目標行動は先生に決めてもらうとよいでしょう。もちろん、難しいことばかりではなく、実際に今できていて○がつくような行動も1～2つ入れてもらいましょう。先生に子どもの行動を3種類（好ましい行動、好ましくない行動、危険な行動）に分けてもらい、目標行動を選んでもらえるとなおよいでしょう。

　もし、先生が何を選んだらよいのかわからないとおっしゃる場合は、保護者と一緒に検討されるとよいでしょう。その際、保護者も学校での子どもの様子を知っていないと、どんな行動を目標行動にしたらよいか決めることは難しいと思われます。ですから、まずは先生と連絡を取り合い、子どもの様子を見学に行くなどして日頃の学校での様子を理解することから始めましょう。そのなかで、先生と話し合いながら決めていけることこそがよりよい連携の始まりなのではないでしょうか。

Q3　家庭と学校が連絡帳などでやりとりすることをわが子はとても嫌がるのですが…

A3：連絡帳はよくなかったことや悪かったことを知らせ合うものだと子どもは思っていないでしょうか？まずはそれを変えることが必要です。先生に子どものよかったこと、ほめられること、できていたことを連絡帳に書いてもらえるようにお願いしましょう。そのうえで、子どもには、「これ（連絡シート）は○○ちゃんのよいところを先生に教えてもらうためのノート（シート）なんだよ」と伝え、実際に持ち帰ったら、○のついたところについて家庭でほめましょう。そうすることで「この連絡帳（シート）は僕の（私の）いいところ、がんばったことを伝えてくれるものなのだ」と子どもが感じられるようになり、家庭と学校が連絡帳のやりとりをすることを嫌がることはなくなるのではないでしょうか。

Q4　目標行動はどのくらいのペースで変えていくのがよいのですか？

A4：子どものペースに合わせることが大切です。目安は、すべてに○がつくようになり、その行動が定着した頃かと思われます。少なくとも1か月は同じチャートを使いましょう。あまりに頻繁に行動目標が変わってしまうと、子どもは目標が何であったのかを忘れてしまい、混乱してしまうかもしれません。

Q5　連絡帳やシートを使うだけでうまくいくのでしょうか？

A5：ただ連絡シートを先生に渡して「お願いします」と言うだけでは、先生もどのように子どものことを見たらよいのかわからないのではないでしょうか。あくまでも連絡帳や連絡シートは連携の1つの手段として考えましょう。学校・園と家庭がよりよいコミュニケーションをもつためのツールですので、これらを使うだけでうまくいくというよりも、ぜひこのシートを用いて、子どもの現状を学校・園と家庭が理解・共有し、ともに協力して具体的な対応策を検討していくきっかけにしてもらえればと思います。

過去のグループのなかで出された保護者からの連絡シートの実践例についてあげてみましょう。

> **例1**
> 　毎月、担任の先生と親と情緒の先生と校長先生とが話し合う時間をもっています。まず、子どもが出した目標行動をもとに話し合いました。担任の先生からぜひ加えてほしいという目標行動をあげていただけたので、それも含めて連絡シートを始めました。今では家でできたことを学校の先生に知らせてほめてもらう逆バージョンのシートまで活用しています。

> **例2**
>
> 担任の先生に協力していただき、連絡シートを始めました。連絡帳に２週間分を貼りつけ、毎日連絡帳を返してもらう時に、子どもに一声かけてもらっています。先生はとてもほめてくださるので、本人もうれしいようで、毎日連絡帳を親に見せるようになりました。先生には「否定的なコメントは書かないでください」とお願いしたのですが、ついうっかり書かれてしまうこともありました。子どももそういったコメントに気持ちがいってしまうようだったので、再度「否定的なコメントは連絡シートには書かず、何か別の方法で伝えていただけたら助かります」とお願いしたところ、その後は連絡シートにはよかったことのみを書いてくださるようになりました。どうしても伝えなければいけない問題行動や、気になることは電話や手紙という形で伝えてくださっています。

7．宿題の説明　　　　　　　　　　　　　　1：28

　連絡シートは学校・園と家庭との連携に関する１つの提案ですので、必ず実践しなければいけないものではありません。また、学校・園や先生との関係で、すぐには始められない場合もあるでしょう。ですから今回は「連携」や「連絡シート」に関する宿題は出さず、「可能であればぜひいつか使ってみてください」という程度に留めておきましょう。

　可能な方々には、今回の宿題として前々回から続いているBBCに引き続き取り組んでいただくように伝えます。

8．前回の宿題の回収　　　　　　　　　　　　1：30

　前回（セッション８）の宿題「よりよい行動のためのチャート（BBC）」のプリントを回収します。

このセッションを終えて

　お疲れさまでした！これでセッション9は終わりです。今回で、すべてのプログラム内容の学習は終了です！

　この頃になると、保護者同士のつながりも深まり、グループの力も最高潮に達します。保護者からあがった質問についてほかの保護者の意見や経験談を出してもらうなかにヒントや工夫がたくさん見つかるでしょう。実際に日々奮闘している保護者の知恵や工夫はすばらしいもので、私たちスタッフも毎回、非常に勉強になります。

　どんな時にもほめるなど基本的なことが大切であることをくり返し強調しましょう。以前に学んだ内容を使い忘れていることもありますので、改めてふりかえりの時間をもつこともおすすめです。

このセッションのPoint

★「連携」とは、学校や園での子どもの行動や課題への取り組みに関して、先生とコミュニケーションを増やしていくこと

★「連絡シート」とは、学校や園で子どもにこうしてほしいと思う行動を目標に選んで表にしたもの

レジュメ（例）　　　セッション9．学校・園との連携

1．前回の復習＆宿題
- BBCは試してみましたか？
- 「ほめる」「無視・待つ・ほめる」「効果的な指示」などを使ってみましたか？

2．今現在、学校ととっている連絡・連携について

3．「連携」とは？
☆学校での子どもの行動や授業への取り組みについて先生とコミュニケーションを増やすこと
☆先生とともに、子どもの目標を明らかにしていくこと
☆先生が選んだ目標に到達できるように子どもの援助をすること
☆宿題を終わらせたり、順序だてて課題を進める際に、問題となることは何かを明らかにすること

4．連絡シートの使い方
☆学校で、こうしてほしいと思う好ましい**行動**を目標に選ぶ
☆目標行動の選び方
- 「できること」「時々できること」「あまりできないこと」を混ぜる

☆その目標行動は、先生と相談して決めてもよい
- ほかの子どもとの比較ではなく、その子のなかでできているか、できなかったかを見てもらう

<目標となる行動を明確にする>

問題行動 →	目標
先生の指示に従わない	指示に従う
席を離れる	席に着く
順番を待たないでしゃべる	話す前に手を挙げる
ほかの子どもの邪魔をする	ほかの子どもにその子の課題をさせる
悪いことばを使う	受け入れられることばを使う
課題に取り組もうとしない	課題に取り組む
先生の言うことを聞こうとしない	先生が話す時は、先生に注意を向ける
おしゃべりをするために後ろを向く	前を向いて座る
くねくね、もじもじしている	背筋を伸ばして席に座る

<先生に伝えること>

あらかじめ連絡シートの意図を先生に伝え、協力を求める。

①シートを連絡帳に貼って下さい（or貼ってあります）。

②毎日、その日の欄に記入してください（週ごとの報告ではあまり効果がないことがわかっていますので、ご協力をお願いします）。その日、子どもが目標行動をできていた場合、シールを貼ってください(スタンプや◎印でも結構です)。できなくても×はつけないでください。

③もし、保護者に知ってもらいたい大切な出来事（肯定的なこと）があったらその日の欄に記入してください。

④シートにほかの印をつけないでください。これは「子どもがやれたこと（例：午前中は席についていた）」を親に知らせるためのもの、つまり行動について書くものです。目標に向かって「十分に」「一生懸命」がんばったことを報告するものではありません。

＜保護者のためのガイドライン＞
　①シートを準備し、先生にお願いする
　②子どもから連絡帳を受け取り、報告を読む
　③どんなことでもポジティブな報告を子どもに伝える
　④先生が、否定的なコメントを書いてきたとしても、それは取り上げない
　　「成功」についてだけ子どもに伝える！もし、子どもが一緒にシートを見ていて、先生の評価に不平を述べたら、子どもの注意を成功にもっていく

＜子どもに伝えること＞
　①連絡シートを作ったこと、「これは○○くんが学校でがんばったことを先生がお母さん（お父さん）に伝えるためのもの」「毎日先生が、連絡帳に貼ったシートに目標行動ができたらシールを貼ってくれる」などについて説明する
　②小学校高学年の子どもであれば、本人といっしょに目標行動を選んでもよい

| 連絡シート例(1) | 2週間分を連絡帳に貼るタイプ |

(/)	(/)	(/)	(/)	(/)	日	目標
					午前	
					午後	
					午前	
					午後	
					午前	
					午後	

(/)	(/)	(/)	(/)	(/)	日	目標
					午前	
					午後	
					午前	
					午後	
					午前	
					午後	

連絡シート例(2)　**毎日1枚ずつ持ち帰るタイプ**

連絡カード　なまえ：＿＿＿＿＿＿＿＿＿＿＿＿＿＿　　　　　　　　　日付：　　　年　　　月　　　日
＜お願い＞午前と午後、それぞれの行動について○か△で評定して下さい（○＝じゅうぶんできた・よくできた、△＝できた）

行動	午前	午後	全体

コメント

　　　　　　　　　　　　　　　　　　　　　　　　　　先生のお名前＿＿＿＿＿＿＿＿＿＿＿＿＿＿

- -

連絡カード　なまえ：＿＿＿＿＿＿＿＿＿＿＿＿＿＿　　　　　　　　　日付：　　　年　　　月　　　日
＜お願い＞午前と午後、それぞれの行動について○か△で評定して下さい（○＝じゅうぶんできた・よくできた、△＝できた）

行動	午前	午後	全体

コメント

　　　　　　　　　　　　　　　　　　　　　　　　　　先生のお名前＿＿＿＿＿＿＿＿＿＿＿＿＿＿

- -

連絡カード　なまえ：＿＿＿＿＿＿＿＿＿＿＿＿＿＿　　　　　　　　　日付：　　　年　　　月　　　日
＜お願い＞午前と午後、それぞれの行動について○か△で評定して下さい（○＝じゅうぶんできた・よくできた、△＝できた）

行動	午前	午後	全体

コメント

　　　　　　　　　　　　　　　　　　　　　　　　　　先生のお名前＿＿＿＿＿＿＿＿＿＿＿＿＿＿

- -

連絡カード　なまえ：＿＿＿＿＿＿＿＿＿＿＿＿＿＿　　　　　　　　　日付：　　　年　　　月　　　日
＜お願い＞午前と午後、それぞれの行動について○か△で評定して下さい（○＝じゅうぶんできた・よくできた、△＝できた）

行動	午前	午後	全体

コメント

　　　　　　　　　　　　　　　　　　　　　　　　　　先生のお名前＿＿＿＿＿＿＿＿＿＿＿＿＿＿

- -

連絡カード　なまえ：＿＿＿＿＿＿＿＿＿＿＿＿＿＿　　　　　　　　　日付：　　　年　　　月　　　日
＜お願い＞午前と午後、それぞれの行動について○か△で評定して下さい（○＝じゅうぶんできた・よくできた、△＝できた）

行動	午前	午後	全体

コメント

　　　　　　　　　　　　　　　　　　　　　　　　　　先生のお名前＿＿＿＿＿＿＿＿＿＿＿＿＿＿

セッション 10 これまでのふりかえり

Introduction 今回で最後のセッションになります。
プログラムを開始した4〜6か月前には保護者の方々もスタッフも緊張し、少しぎこちない感じのスタートだったかもしれません。ですが、今はどうでしょうか？きっと皆さんリラックスし、自由で受容的な雰囲気のなか、互いを支え合い、「今日でグループが終わるなんて、さみしい！」と別れがたさを訴えているのではないでしょうか？
　難しさをもつ子どもを抱える保護者のなかには、子どもの行動に困り果てているだけでなく、子育てに自信を失い、心理的に孤立している方々も少なくありません。日々の苦労や苦悩を隠さず自由に表現でき、肯定的に支え合える場の存在が、保護者にとって精神的に大きな支えとなっているとしたら、それはグループを運営してきた私たちスタッフにとって何よりの「ご褒美」だとグループを運営していて毎回感じるところです。

1. 本日のレジュメの配布

　プログラムは前回ですべて終了していますので、セッション10では新たなプログラムレジュメはありません。ただ、今回は全体を通してのまとめを行っていきますので、必要であれば、まとめの資料を作成し、配布してもよいでしょう。

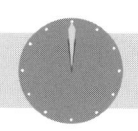

2. 前回の要点の確認　　　セッション開始 0：00

　セッション9の要点を簡単に説明し、内容をふりかえります。前回のセッションで学んだ内容を思い出してもらい、これからのコメントを引き出す準備をします。

●説明のポイント

①連携とは…
②連絡シートとは…

1　連絡シートをやってみた方がいるか伺う

　セッション9で紹介した連絡シートは宿題にしていませんでしたが、もし「さっそく取り組んできた」という方がおられましたらお話を伺ってみましょう。

どのように先生に提案をされたのか、先生の反応はどうだったか、子どもにはどのように伝えてみたのか、子どもの反応は、など尋ねてみましょう。また、実際に作成されたシートがあれば見せていただき、グループメンバーと共有していきましょう。保護者の取り組みを肯定的に受け止めながら、連絡シートに関して修正すべき点があれば指摘していきましょう。

3． プログラム全体のふりかえり　　0：15

プログラムの1回目「行動を3種類に分ける」から9回目「学校・園との連携」で扱った内容について全体をふりかえっていきましょう。改めて全プログラムを通してふりかえることで、忘れていたことを思い出したり、内容全体を見渡すことで、各セッションで扱った内容について再認識ができ、さらに理解が進むようです。

4． 質疑応答　　0：30

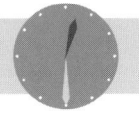

プログラム全体を通して保護者から質問を受けます。

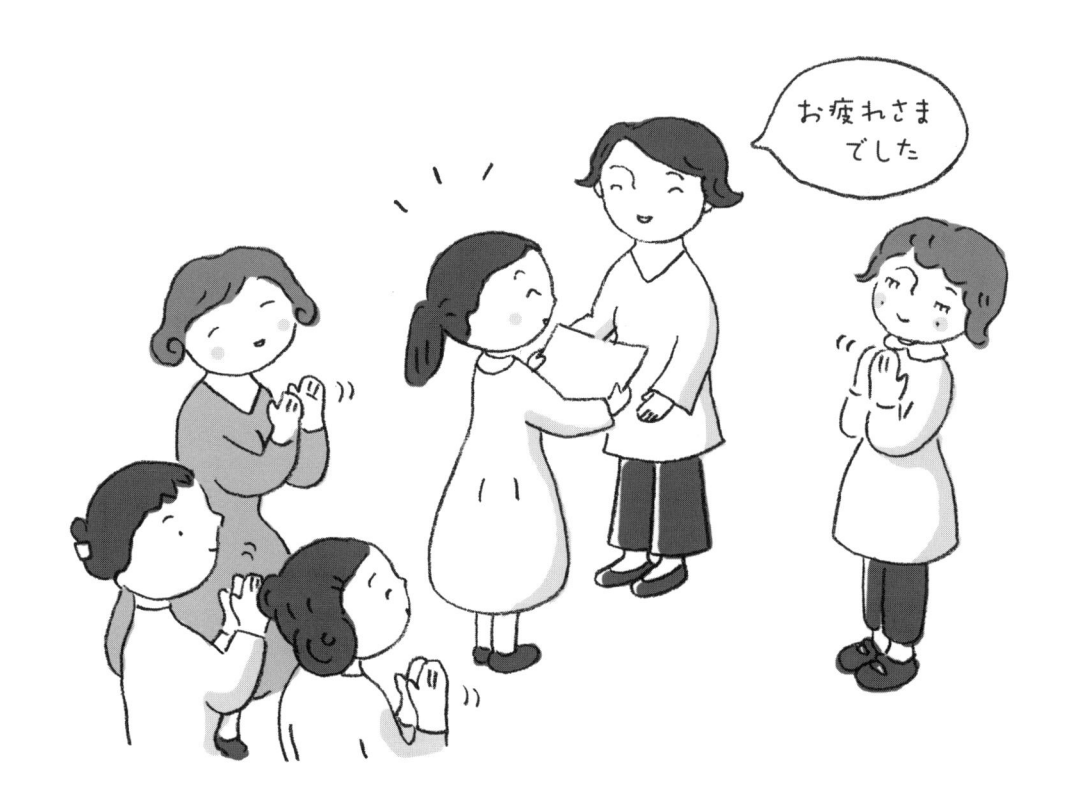

5．プログラムを終えての感想　　　0：45

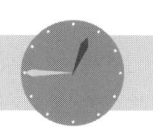

　4〜6か月間のプログラムに取り組んでみての感想を保護者の方々に伺っていきましょう。感想を伺う際には、「このプログラムを通して得られたこと」「一番役に立ったこと」なども織り込んでいただくようにお願いすると、よりプログラムに沿ったお話と肯定的な視点での感想を述べていただけるかもしれません。

　なかには「難しかった」「まだうまくできないんですけどね」といった感想を述べられる方がおられるかもしれません。そのような方には、今までのセッションで保護者の方ができていたことや子どもができるようになったことをあげながら、保護者のこれまでの頑張りを伝えていきましょう。そして「子どもも25％でよいように、保護者の方も25％でよい」ことを再度伝えていきます。

　今までいくつものグループを実施してきましたが、保護者の多くが、「子どもが宿題をすぐするようになった」「穏やかに私の指示に従うようになった」「キーキー言わなくなった」といった、好ましい行動が増え、好ましくない行動が減ったというよい変化についてうれしそうに述べられています。また「子どもがかわいく感じられるようになった」「子どもの障害がなくなったわけではないんだけれど、なんとか一緒にやっていけるような気がする」といった保護者自身のポジティブな変化について述べられることもしばしばです。保護者のこれまでの努力と変化を大いにねぎらいましょう。

　また、保護者のなかには、「子どもがなぜ指示に従えないのか、問題行動をとっているのか、理由がわかるようになってきた」と、子どもの問題行動に対する行動分析ができるようになられる方も少なくありません。行動分析ができるようになると、子どもの問題行動に遭遇した時、困ったり、腹が立ったりといったネガティブな感情がわいてくる代わりに、「だから今は（指示された行動が）できないんだ。こういう時は待つしかないわ」と穏やかに待つ余裕が生まれたり、「だったら次はこうしてみよう」と適切な対応を見出すことがより容易にできるようになっていきます。ここまで到達できると保護者の方は本当に楽になり、子育てに自信がもてるようになるようです。保護者が子どもの行動を適切に分析できるよう、10回のセッションを通してリーダー・サブリーダーは保護者の報告をよく聞き、適切に行動を分析していくよう努めたいものです。

6．修了証書の授与　　　1：20

　最後に簡単な修了証書を保護者名で作成し、お渡しします。
　これはプログラムに必ず組み込んでいるものではありません。しかし保護者の今までの

努力を何らかの形にして示すことで、これからの励みにしていただけるかもしれません。修了証書をお渡しした保護者の方からは、「すごく嬉しい！」「自分の名前で何か形に残るものをもらえるなんて久しぶり」「これを励みにこれからもがんばります」といった嬉しいお声をいただいています。

> **このセッションを終えて**
>
> お疲れさまでした！これで全10回のプログラムは修了です。
>
> 　プログラムを終えてみて、今、リーダー・サブリーダーの方々はどんな印象を抱かれているでしょうか？「プログラムの効果を感じる」と思われているかもしれません。また「難しかった」『本当にこれでよかったのかしら？』と悩んでおられる方もいるかもしれません。私たちも25%です！保護者の日々の試みや疑問、楽しい発見を共有させていただきながら、少しでも保護者が子どもと楽に楽しく、スムーズな毎日を過ごしていけるよう、とにかくやってみることが重要なのです。
>
> 　よりよいグループ運営を目指して、今後もペアレント・トレーニング・プログラムにともに取り組んでいきましょう！

おわりに

　本書は専門家の方が、それぞれの臨床場面でペアレント・トレーニング・プログラムを実践する際に役立てていただきたいと思って書かれています。専門家の方がこのプログラムを進めていただくなかで心がけていただきたいことは、子どもの問題行動を改善することに焦点を当てるのではなく、保護者が肯定的なコミュニケーションを使えるようになり、子どもとのバトルを減らし、気分よく過ごせるようにすることです。また、大切なことと思っていますのは、スタッフが参加している保護者を常に肯定的に見守り、励まし、評価し続けることです。保護者から「スタッフや仲間からほめられることがうれしかった。この思いを子どもにもさせてあげればいいのですね」といった感想が聞かれるのは、なによりのあらわれです。批判的であることからは、このプログラムの目指すところは得られません。

　このプログラムは、参加者である保護者にとってどのようなものでしょうか。毎回の課題があって、宿題として実践した結果の報告をすることによって、結果と効果が明確になって、達成感が得られます。それぞれの課題のなかにある工夫に触発され、考えを共有し、グループであることによってお互いに積極的に取り組むことができます。また、同じ悩みをもつ親たちが安心していられる場所であるというメリットもあるようです。そしてなにより、楽に子育てができると感じられるようになることです。

　子どもたちにとってはどうでしょう。

　少し一般的な考え方になりますが、人が基本的に生きていくために必要ないくつかのことがあります（動物としても必要なことです）。危険にさらされることなく過ごしていける、飢えたりしなくてすむ、明日も安全に眠れる、ここにいれば大丈夫なのだと思えることなどです。このベースとなるものがあるからこそ、家族がいる、仲間がいる、友達がいる、みんなは自分を認めてくれていると感じることができるようになるのです。さらに、認められていると感じられて初めて、自分はこれでいい、自分の存在は有意義なものであると感じることができ、自分としての自信がもてるようになるのです。人が意欲をもって、社会で生活し、もっとよくなりたい、がんばりたいと思う自分になっていくためには、おおもとにこれらの基本的なところが築かれていなければなりません。

　発達障害をもつお子さんたちには、この基本的なところを築いていく部分に一次的にも二次的にも脆弱性があるのではないかと考えられます。叱られ続けていたり、疎外され続けているなかでこの基本的なところは築けません。また、元々彼らがもっている特徴として、これらの基本的なところを自分のなかに築くこと自体に脆弱性があるのではないかと私は疑っています。故に、彼らこそ家族のなかで、仲間や友人のいる学校や幼稚園・保育園で、自己肯定感や自己有能感をしっかり作っていく必要があり、それに向けてのサポートの必要な子どもたちなのです。本書にあるようなペアレント・トレーニングのやり方や考え方を使って、生きていくうえに必要な基本的なものが（家族から、周りの人たちから）

提供され、感じ取りにくい彼らがより確実にそれらを感じ取り、そのうえに本来もつはずである自己肯定感や自己有能感を確かに積み上げていくことができるように、このプログラムが用いられ、役に立つことを願っています。

2009年3月　北　道子

■監修者略歴

上林靖子（かんばやし・やすこ）
東京医科歯科大学医学部卒業。国立国府台病院、国立精神・神経センター精神保健研究所部長を経て、現在中央大学文学部教授、まめの木クリニック院長。著書に『こころの健康百科』（共編、弘文堂）、『スクールカウンセリング入門』（監修、勁草書房）、『こうすればうまくいく ADHDをもつ子の学校生活』（共監訳、中央法規出版）など。専門は児童思春期精神医学。

■編者略歴

北　道子（きた・みちこ）
東京医科歯科大学医学部卒業。国立精神・神経センター精神保健研究所を経て、現在心身障害児総合医療療育センター医長。著書に『医師のための発達障害児・者診断治療ガイド』（共著、診断と治療社）、『よくわかる発達障害』（共著、ミネルヴァ書房）など。専門は小児精神医学。

河内美恵（かわうち・みえ）
東京学芸大学大学院教育学研究科学校教育専攻心理学講座修士課程修了。国立精神・神経センター精神保健研究所を経て、現在まめの木クリニック心理士。著書に『スクールカウンセラー活用マニュアル』（共著、コレール社）、『読んで学べる ADHDの理解と対応』（共訳、明石書店）など。専門は発達臨床心理学。

藤井和子（ふじい・かずこ）
立教大学社会学部卒業。児童相談所勤務、国立精神・神経センター精神保健研究所室長を経て、現在まめの木クリニックケースワーカー。著書に『子どもを愛せないとき、愛しすぎるとき』（大月書店）、『障害をもつ子が育つということ』（共編、中央法規出版）など。専門は、児童・思春期の神経症圏・発達障害・児童虐待の家族の研究・家族相談援助。

■執筆者

監修者まえがき…………………………………………………………………	上林靖子
セッション0…………………………………………………………………	藤井和子
セッション1…………………………………………………………………	同　　上
セッション2…………………………………………………………………	河内美恵
セッション3…………………………………………………………………	伊藤香苗
セッション4…………………………………………………………………	同　　上
セッション5…………………………………………………………………	石井智子
セッション6…………………………………………………………………	同　　上
セッション7…………………………………………………………………	庄司敦子
セッション8…………………………………………………………………	楠田絵美
セッション9…………………………………………………………………	福田英子
セッション10…………………………………………………………………	河内美恵
おわりに………………………………………………………………………	北　道子

こうすればうまくいく
発達障害のペアレント・トレーニング実践マニュアル

2009年4月10日　初　版　発　行
2025年7月25日　初版第14刷発行

監　修	上林靖子
編　集	北　道子・河内美恵・藤井和子
発行者	荘村明彦
発行所	中央法規出版株式会社
	〒110-0016　東京都台東区台東3-29-1　中央法規ビル
	TEL.03-6387-3196
	https://www.chuohoki.co.jp/
装　丁	タクトデザイン
装　画	橋本　豊
本文イラスト	小夏
印刷・製本	サンメッセ株式会社

ISBN978-4-8058-3165-6
定価はカバーに表示してあります。

本書のコピー、スキャン、デジタル化等の無断複製は、著作権法上での例外を除き禁じられています。また、本書を代行業者等の第三者に依頼してコピー、スキャン、デジタル化することは、たとえ個人や家庭内での利用であっても著作権法違反です。

落丁本・乱丁本はお取り替えいたします。

本書の内容に関するご質問については、下記URLから「お問い合わせフォーム」にご入力いただきますようお願いいたします。
https://www.chuohoki.co.jp/site/pages/contact.aspx